Das Mammakarzinom

Beiträge zur Onkologie
Contributions to Oncology

Band 22

Reihenherausgeber
S. Eckhardt, Budapest; *J. H. Holzner,* Wien;
G. A. Nagel, Göttingen

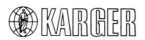

Basel · München · Paris · London · New York · New Delhi · Singapore · Tokyo · Sydney

4. Wissenschaftliche Tagung der Deutschen Gesellschaft für Senologie,
Heidelberg, 15.–17. Juni 1984

Das Mammakarzinom

Eine interdisziplinäre Situationsanalyse

Bandherausgeber
Ch. Herfarth; M. Betzler, Heidelberg

34 Abbildungen und 54 Tabellen, 1985

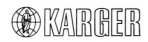

Basel · München · Paris · London · New York · New Delhi · Singapore · Tokyo · Sydney

Beiträge zur Onkologie
Contributions to Oncology

CIP-Kurztitelaufnahme der Deutschen Bibliothek

Das *Mammakarzinom – eine interdisziplinäre Situationsanalyse:* Heidelberg, 15.–17. Juni 1984. Bd.-Hrsg.: Ch. Herfarth; M. Betzler. – Basel; München; Paris; London; New York; New Delhi; Singapore; Tokyo; Sidney: Karger, 1985.

(. . . Wissenschaftliche Tagung der Deutschen Gesellschaft für Senologie; 4) (Beiträge zur Onkologie; Bd. 22)
ISBN 3-8055-4035-3

NE: Herfarth, Christian [Hrsg.]; Deutsche Gesellschaft für Senologie: Bericht über die . . . wissenschaftliche Tagung der Deutschen Gesellschaft für Senologie; 2. GT

Dosierungsangaben von Medikamenten

Autoren und Herausgeber haben alle Anstrengungen unternommen, um sicherzustellen, daß Auswahl und Dosierungsangaben von Medikamenten im vorliegenden Text mit den aktuellen Vorschriften und der Praxis übereinstimmen. Trotzdem muß der Leser im Hinblick auf den Stand der Forschung, Änderungen staatlicher Gesetzgebungen und den ununterbrochenen Strom neuer Forschungsergebnisse bezüglich Medikamentenwirkung und Nebenwirkungen darauf aufmerksam gemacht werden, daß unbedingt bei jedem Medikament der Packungsprospekt konsultiert werden muß, um mögliche Änderungen im Hinblick auf Indikation und Dosis nicht zu übersehen. Gleiches gilt für spezielle Warnungen und Vorsichtsmaßnahmen. Ganz besonders gilt dieser Hinweis für empfohlene neue und/oder nur selten gebrauchte Wirkstoffe.

© Copyright 1985 by S. Karger AG, Postfach, CH-4009 Basel (Schweiz)
Printed in Germany by Hieronymus Mühlberger GmbH, D-8900 Augsburg
ISBN 3-8055-4035-3

Inhalt

Vorwort

Eine interdisziplinäre Situationsanalyse über den aktuellen Wissensstand zur Therapie des Mammakarzinoms erscheint notwendig. Ergebnisse und Erfahrungsberichte, Mitteilungen und spezielle wissenschaftliche Untersuchungen zur Therapie des Mammakarzinoms sind kaum noch zu übersehen und in ihrer Vielfalt schwer zu deuten. Aus der Sicht verschiedener Experten soll daher in diesem Buch eine Status-quo-Definition zur Behandlung des Brustkrebses erfolgen.

Der jetzige Wissensstand zur Therapie des Mammakarzinoms schließt neben dem Aspekt der verschiedenen primärtherapeutischen Maßnahmen eine Vielzahl von anderen wichtigen Fakten mit ein. Zum Verständnis der einzelnen Behandlungsschritte ist primär und sekundär das Wissen über die Tumorbiologie und Morphologie entscheidend. Hierzu gehören auch die Ergebnisse über die verschiedenen Prognosefaktoren beim Mammakarzinom. Selbst bei der so einfachen Frage der diagnostischen Sicherung des Tumors gilt es zu klären, ob ein ein- oder zweizeitiges Vorgehen günstiger ist. Die Ergebnisse der brusterhaltenden Therapie und die Frage der Brustrekonstruktion unter Berücksichtigung der lokalen Rezidive sind ein weiterer wichtiger, aktueller Aspekt. Die Erkenntnis über die endokrinen Einflüsse und Therapiemöglichkeiten des Brustkrebses erfordern auch eine neue Wissensstandsdefinition. Während Chemotherapie und Strahlenbehandlung fest etablierte Methoden im Therapiekonzept des Mammakarzinoms unter adjuvanten Bedingungen und beim fortgeschrittenen Tumor darstellen, gilt es vor allen Dingen zu klären, welche Konsequenzen hieraus zu ziehen sind. Schließlich gibt es keinen Fortschritt in der Beurteilung der einzelnen Therapieverfahren beim Mammakarzinom, wenn nicht die wissenschaftlichen Spielregeln der Studienplanung eingehalten und vernünftige Fragestellungen für weitere klinische Untersuchungen geklärt werden.

Das vorliegende Buch möchte in einer Zusammenschau die verschiedenen Blickwinkel zur Therapie des Mammakarzinoms in einer interdisziplinären Ergebnisanalyse zusammenfassen und versuchen, Anregungen für weitere Arbeiten an der Frage der Therapieplanung des Mammakarzinoms zu geben.

Heidelberg, März 1985   Ch. Herfahrth
                                                            M. Betzler

Beitr. Onkol., vol. 22, pp. 1–18 (Karger, Basel 1985)

Morphologie und Biologie des Mammakarzinoms[1]

W. Böcker

Institut für Pathologie, Allgemeines Krankenhaus Altona, Hamburg, BRD

Einleitung

Das Mammakarzinom erweist sich als ein komplexes Krankheitsgeschehen mit einer Vielzahl an Verläufen. In den letzten Jahren versuchte man, die bei diesen Verläufen erkennbaren Variablen immer genauer zu definieren und auf ihre prognostische und therapeutische Relevanz zu überprüfen. Das Faktorenspektrum läßt sich grob in klinisch, biochemisch und morphologisch erfaßbare Parameter unterteilen. Die auf diese Weise erzielten Prognosefaktoren gewinnen bei der Planung im Individualfall zunehmend an Bedeutung [28, 38].

Die klinischen Prognosefaktoren werden in den Beiträgen von *Nagel* und anderen Referenten dieser Tagung analysiert. In der vorliegenden Darstellung sollen die morphologisch faßbaren Parameter erörtert werden. Dabei erweist es sich aufgrund einer Reihe von neueren Daten als notwendig, neben den invasiven Mammakarzinomen auch die präinvasiven Vorstufen mit ihrer biologischen Bedeutung abzuhandeln.

Formale Kanzerogenese

Das Mammakarzinom entwickelt sich biphasisch über präinvasive Stadien, die – pathologisch-anatomisch als Präkanzerosen definiert – im weiteren Verlauf mit großer Wahrscheinlichkeit in ein invasives Karzinom

[1] Mit Unterstützung der Deutschen Forschungsgemeinschaft.

übergehen. Als übergeordnete Merkmale dieser Präkanzerosen gelten
zelluläre und strukturell-gewebliche Atypien, die zu einer Desorganisa-
tion des Drüsenaufbaus führen [6, 34]. Von den Präkanzerosen ist die
morphologisch und biologisch am besten untersuchte Form das Carcinoma lobulare in situ (siehe Abbildung 1). Vergleichsweise wird die formale

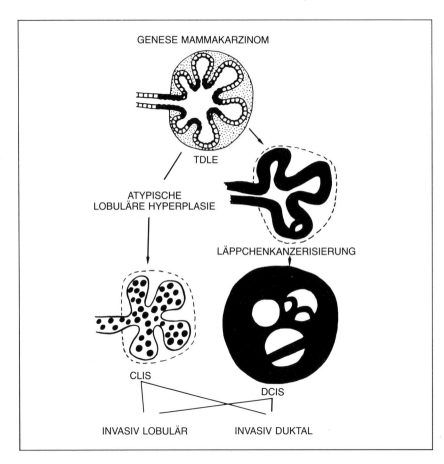

Abb. 1. Formale Genese des Mammakarzinoms. Die linke Hälfte zeigt schematisch die
Entstehung des Carcinoma lobulare in situ (CLIS) aus der terminalen duktulo-lobulären
Einheit (TDLE) mit Proliferation monomorpher Tumorzellen (schwarze Punkte). Die rechte
Hälfte stellt die Entstehung des duktalen Carcinoma in situ (DCIS) aus der terminalen
duktulo-lobulären Einheit dar. Bindeglied ist die *Azzopardi*sche Läppchenkanzerisierung.
Im Gegensatz zum CLIS liegt hier ein kohäsives Wachstum des kanzerisierten Läppchenepi-
thels vor.

Genese des duktalen Carcinoma in situ noch kontrovers diskutiert. Im letzten Jahrzehnt galt insbesondere durch die Arbeiten von *Prechtel* im deutschsprachigen Raum die proliferierende Mastopathie III als das Vorläufersubstrat des duktalen Carcinoma in situ. So errechnete *Prechtel* aufgrund einer Literaturstudie ein etwa dreißigmal größeres Entartungsrisiko bei Patientinnen mit proliferierender Mastopathie III [53]. Die Ergebnisse dieser Analysen haben zu dem in Deutschland gebräuchlichen Konzept der Mastopathie I–III mit den daraus abgeleiteten therapeutischen Konsequenzen geführt. Leider hat sich in den letzten Jahren herauskristallisiert, daß die Mastopathie III weder präzise noch einheitlich definiert ist, was in der Praxis zu einer unzureichenden Abgrenzung zum duktalen Carcinoma in situ geführt hat. Erst in den letzten Jahren ist aufgrund mehrerer retrospektiver und prospektiver Analysen deutlich geworden, daß, bezogen auf die Gesamtzahl der Brustdrüsenkrebse, der Entstehung des Mammakarzinoms über die proliferierende Mastopathie nur eine sekundäre Rolle zukommen dürfte. Der oben aufgeführten Theorie steht das von *Azzopardi* entwickelte Genesekonzept gegenüber, welches von einer de-novo-Enstehung des Mammakarzinoms aus einem vorher nicht proliferierenden Epithel ausgeht [6]. Prädilektionsort der Krebsentstehung ist nach dieser Theorie die Parenchymperipherie, nämlich die terminale duktulo-lobuläre Einheit (Abb. 1). Im Mittelpunkt dieses formalen Geneseprinzips stehen zelluläre und teils auch gewebliche Atypien des Läppchenepithels, die aufgrund gestaltlicher Analogien zum klassischen duktalen Carcinoma in situ als Läppchenkanzerisierung bezeichnet wurden. Nach eigenen Untersuchungen sind diese Läppchenkanzerisierungen nahezu immer multizentrisch mit Feldern von nebeneinanderliegenden transformierten Läppchen entwickelt [13, 15]. Erst im zweiten Schritt kommt es über eine zunehmende Proliferation dieses kanzerisierten Epithels zur Entfaltung der Drüsenläppchen mit dem typischen Erscheinungsbild des duktalen Carcinoma in situ. Mit dem *Azzopardi*schen Terminus der Läppchenkanzerisierung ist erstmals eine morphologisch gut definierte Mammaläsion in den Mittelpunkt der duktalen Kanzerogenese gerückt, die in ihrer theoretischen und praktischen Bedeutung mit der begrifflichen Einführung des Carcinoma lobulare in situ durch *Foote und Stewart* [31] vergleichbar ist. Damit erweisen sich für das lobuläre und duktale in-situ-Karzinom die proliferationsaktiven und gegenüber kanzerogenen Noxen so empfindlichen terminalen Gangsegmente als häufigste Matrixstruktur des Mammakarzinoms. Aufgrund dieser Überlegungen muß die Unterscheidung zwischen Mastopathie II und III als therapeutisch und prognostisch nicht relevant angesehen werden. Um so wichtiger ist die klare morphologische Abgrenzung zwischen gutartigen Epithelproliferationen (Adenose, Epitheliose = proliferierende Mastopathie) ohne oder mit nur geringem statischem Karzinomrisiko und präinvasiven Karzinomen (Läppchenkanzerisierung, DCIS, CLIS) mit hohem Gruppenrisiko. Die differentialdiagnostischen morphologischen Kriterien hierzu sind ausführlich von *Azzopardi* dargelegt [6].

Carcinoma in situ

Lobuläres Carcinoma in situ

Das erstmals von *Foote und Stewart* [31] 1941 definierte Carcinoma lobulare in situ (CLIS) ist eine asymptomatische, nicht palpable und häufig multizentrisch und bilateral auftretende Neoplasie mit Bevorzugung des prämenopausalen Alters (siehe Tabelle I). Nahezu immer wird das CLIS im Rahmen einer aus anderen Gründen (Mastopathie, Adenose, Papillomatose, Fibroadenom) indizierten Biopsie entdeckt [42, 45, 57, 62]. Die zu 20–40% mammographisch nachweisbaren Mikroverkalkungen stellen Verkalkungen in benachbarten mastopathischen Arealen dar und können damit ein indirektes Kriterium dieser Erkrankung sein [35]. Histologisch handelt es sich um einen kleinzellig-monomorphen epithelialen Tumor der Drüsenläppchen (Abb. 2) mit oder ohne Beteiligung der Ausführungsgänge [2, 3, 8, 25, 62]. Neben dem klassischen CLIS gibt es Übergangsformen zum DCIS (indeterminate forms, nach *Azzopardi* [6]) sowie Mischformen mit lobulärer und duktaler Differenzierung im gleichen Läppchen [56]. Eine große Zahl von Indizien macht deutlich, daß

Tabelle I. Carcinoma lobulare in situ

2–3% der Mammakarzinome	
Häufigkeitsgipfel zwischen 3. und 5. Lebensjahrzehnt	
Mammographisch	20–30% Mikrokalzifikationen
Multizentrizität	25–70%
Bilateralität	25–55%
Kein Mamillenbefall	
Keine axillären Lymphknotenmetastasen	
Metachrones Auftreten eines invasiven Mammakarzinoms 30% (gleichhäufig ipsi- und contralateral)	

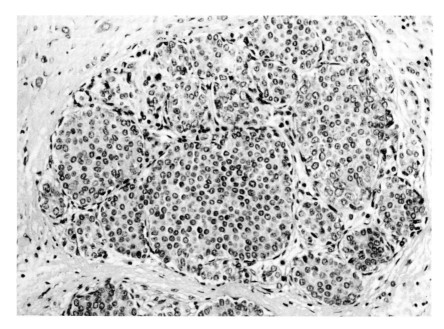

Abb. 2. Carcinoma lobulare in situ. Typischer Aspekt mit monomorph wachsenden Tumorzellen in den distendierten Endstücken.

das CLIS eine obligate Präkanzerose darstellt. In etwa 30 % der Fälle von bioptisch nachgewiesenem CLIS, die keiner ablativen Therapie zugeführt wurden, entstand ein ipsilaterales oder kontralaterales invasives Karzinom innerhalb eines Beobachtungszeitraums von 5–25 Jahren [27, 70]. Angaben zur Häufigkeit eines klinisch nicht vermuteten synchronen invasiven Karzinoms im Mastektomiepräparat bei vorher bioptisch diagnostiziertem CLIS ergeben sich aus den Arbeiten von *Carter und Smith* [18] sowie von *Tulusan* et al. [63]. Die Suche nach einer adäquaten Therapie im Einzelfall muß neben dem Gruppenrisiko individuelle Faktoren der Patientinnen, wie z. B. Alter, familiäre Krebsbelastung und Kontrollierbarkeit der Mamma, mitberücksichtigen.

Duktales Carcinoma in situ

Das duktale Carcinoma in situ (DCIS) macht 3–6 % der Brustdrüsenkrebse aus. Häufig präsentiert es sich klinisch als palpatorisch faßbarer

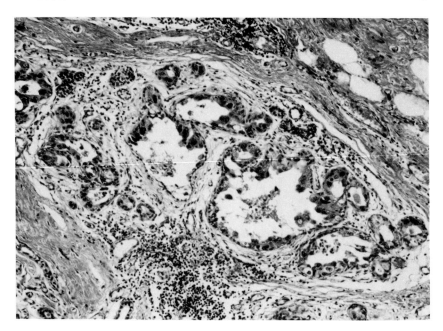

Abb. 3. Läppchenkanzerisierung mit Auskleidung der Endstücke durch hochgradig atypisches Epithel.

Tumor oder durch knotige Indurationen der Brustdrüse [49]. Anhand von Verkalkungsherden lassen sich insbesondere die Komedokarzinome häufig bereits im präinvasiven Stadium mammographisch nachweisen [62]. Entgegen früheren Meinungen ist der Prädilektionsort des DCIS in den terminalen duktulo-lobulären Einheiten des Drüsenbaumes zu suchen (Abb. 3, 4), obwohl auch seltener das Epithel der großen Ausführungsgänge und der Sinus lactiferi Ausgangspunkt sein kann. Von besonderem klinischem Interesse ist die Tatsache, daß diese Mammaläsionen zur Multizentrizität und Bilateralität neigen und in einem hohen Prozentsatz mit einer Mamillenbeteiligung einhergehen (siehe Tabelle II). Letzteres führt bei Infiltration der Epidermis zum Bilde des Morbus Paget. So fanden *Contesso und Petit* [21] bei 54% der DCIS eine intraepitheliale Ausbreitung in den mamillären Ausführungsgängen und/oder in der Epidermis. Trotz fehlendem Nachweis einer Stromainfiltration in der Routinehistologie liegen in einem geringen Prozentsatz Lymphknoten- oder, noch seltener, Fernmetastasen vor. Insofern ist die Diagnose eines DCIS am Biopsiematerial immer eine Diagnose unter Vorbehalt. Das Gruppenrisiko ausschließlich biopsierter Patientinnen mit einem DCIS, ein metachrones invasives Karzinom zu entwickeln, wird von den meisten Autoren höher eingeschätzt als beim CLIS, wobei diese Karzinome dann überwiegend ipsilateral gelegen sind (Übersicht [49]). In der Serie von *Betsill* et al. [9] entwickelten 39% der Patienten mit DCIS in einem 10-Jahres-Beobachtungszeitraum ein invasives Mammakarzinom.

In Anbetracht des multifokalen Geschehens, der häufigen Mamillen-

Tabelle II. Duktales Carcinoma in situ

Klinischer Tumor oder Mamillensymptome	56%
Multizentrizität	30–60%
Bilateralität	10–20%
Begleitendes CLIS	5–8%
Mamillenbefall	35–50%
Axilläre Lymphknotenmetastasen	2,5%
Fernmetastasen	1%
Synchrones oder metachrones invasives Karzinom	20–40%

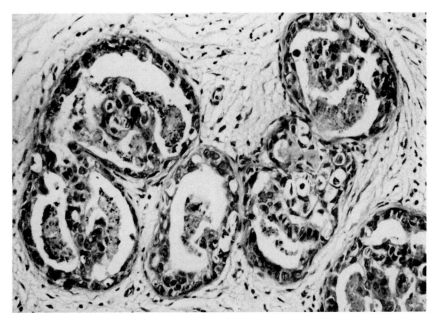

Abb. 4. Läppchenkanzerisierung. Teilaspekt eines Läppchens. Tapetenartige Auskleidung der erweiterten Endstücke durch kanzerisiertes Epithel. Im Lumen teils nekrotisches Zellmaterial.

beteiligung, der Gefahr, ein invasives Karzinom zu entwickeln und der Möglichkeit eines bereits metastasierten Prozesses, wird als Therapie der mittleren Linie häufig die einfache Mastektomie mit Entfernung der proximalen axillären Lymphknoten empfohlen.

Morphologisch-prognostische Faktoren
des invasiven Mammakarzinoms

Unbestritten sind die morphologisch faßbaren Tumorkriterien die wichtigsten Parameter zur Erstellung der Therapie und zur prospektiven Aussage der Prognose (siehe auch Beitrag *Schmidt-Matthiesen* im vorliegenden Band). Damit ist der Pathologe zu einer differenzierten Beurteilung mit einer Reihe von morphologischen Aussagen am Resektat herausgefordert (Tab. III).

Makroskopie

Voraussetzung einer exakten klinisch-pathologischen Beurteilung liefert bereits die makroskopische Beschreibung des Primärtumors mit ge-

Tabelle III. Fragenkatalog an den Pathologen

Obligate Aussagen	
Tumorausbreitung	pT-Klassifikation (Tumorgröße, Kontur, Lokalisation)
(pathologisches Stadium)	pN-Klassifikation (Zahl metastatisch befallener LK
	Kapsel- u./o. extranodale Infiltration)
Mikromorphologie	Histologische Klassifikation
	Malignitätsgrad
	Blutgefäßinvasion
	Mamillen- oder Hautinfiltration
	Begleitendes Carcinoma in situ
	(lobulär oder duktal)
Fakultative Aussagen	
Mikromorphologie	Elastose
	Nekrosen
	Verkalkungen
	Zelluläre Begleitreaktionen
	Morphologie nicht befallener LK

nauer Angabe von Größe und randlicher Begrenzung. Die *Größe von Primärtumoren* korreliert sowohl zur Frequenz axillärer Lymphknotenmetastasen als auch zur Überlebensrate (Übersicht siehe [7]).

Im Hinblick auf eine Klassifikation der prognostisch günstigeren Fälle von Mammakarzinomen sind die Versuche einiger Autoren zu verstehen, bestimmte Patientengruppen zusammenzufassen. So werden als Kleinstkarzinome die in-situ- und die invasiven Karzinome bis zu einer Größe von 0,5 cm, als Frühkarzinome Tumoren ohne nachweisbare Metastasen bei Therapiebeginn subsumiert [23, 24, 32, 68, 72]. Aufgrund der unterschiedlichen biologischen Wertigkeit von lobulärem und duktalem in-situ-Karzinom scheint uns die Eingliederung dieser Läsionen zu den Kleinstkarzinomen wenig sinnvoll, zumal auch bei den invasiven Karzinomen bis zu einer Größe von nur 1 cm mit immerhin 20 % Lymphknotenmetastasen gerechnet werden muß [59, 68, 69]. Auf der anderen Seite weisen diese kleinen invasiven Karzinome eine hohe Inzidenz von Multizentrizität (52–60 %), Bilateralität (19–33 %) und Mamillenbefall (15 %) auf.

Ein zweites makroskopisches Kriterium ist die *Tumorbegrenzung*. Etwa dreiviertel der Brustdrüsenkrebse sind unregelmäßig-sternförmig begrenzt mit feinen Ausläufern in die Umgebung, der Rest zeigt eine glatte Kontur. Nach *Lane* et al. [39] betragen die entsprechenden 10-Jahres-Überlebensraten 25 % bzw. 80 % in den beiden Kollektiven. Entsprechende Trends lassen sich auch bei der Beurteilung mammographischer Befunde im Hinblick auf Metastasierungshäufigkeit axillärer Lymphknoten erkennen [33].

Mikroskopie

Zu den obligaten histopathologischen Aussagen gehören Klassifizierung, Malignitätsgrad, Blut- oder Lymphgefäßinvasion, Mamillen- und/oder Hautinfiltration und begleitende in-situ-Karzinome. Jede *histologische Klassifikation* (Tab. IV) fällt mit der Reproduzierbarkeit und strengen Beachtung der morphologischen Kriterien. Die heute gebräuchlichen Einteilungsprinzipien verschiedener Autoren stimmen im grundsätzlichen miteinander überein [6, 7, 58]. Entscheidend ist, daß das invasive Karzinom unabhängig vom Typ eines begleitenden in-situ-Karzinoms beurteilt wird. Wie bereits im Pathogenesekapitel ausgeführt, entspricht das Einteilungsprinzip in duktale und lobuläre Karzinome aufgrund neuerer Arbei-

Tabelle IV. Klassifikation der Mammakarzinome

  I. Lobuläres Karzinom
    a) Carcinoma lobulare in situ (CLIS, LCIS)
    b) Invasives lobuläres Karzinom
       Klassische Form und Varianten
  II. Duktales Karzinom
    a) Duktales Carcinoma in situ (DCIS, ISDC) einschließlich des nicht-invasiven Morbus
       Paget
    b) Invasives duktales Karzinom
       1. Invasiv duktal, nicht weiter spezifiziert (NOS)
       2. Invasives Komedokarzinom
       3. Invasives cribriformes Karzinom
       4. Medulläres Karzinom
       5. Gallertkarzinom
       6. Papilläres Karzinom
       7. Tubuläres Karzinom
       8. Apokrines Karzinom
       9. Adenoid-zystisches Karzinom
     10. Plattenepithelkarzinom
     11. Karzinome mit seltenen klinischen Manifestationen oder morphologischen Diffe-
        renzierungen (inflammatorisches Ca, sekretorisches (juveniles) Ca, lipidreiches
        oder glykogenreiches Ca, Ca mit metaplastischen Komponenten)
 III. Invasives Karzinom von undefinierbarem Typ (duktal oder lobulär)
 IV. Mischdifferenzierte Karzinome
  V. Karzinome in präexistenten Tumoren
    (Klassifikation des Instituts für Pathologie, AKA, modifiziert nach *Azzopardi* [6])

---

ten von *Wellings und Jensen* [71] nicht dem Ursprungsort, sondern der unterschiedlichen morphologischen Differenzierung. Etwa 85 % gehören zum duktalen Typ, davon ist der überwiegende Anteil nicht weiter spezifizierbar (NOS: not otherwise specified). 15 % sind nach neueren Untersuchungen dem lobulären Typ zuzuordnen (Übersicht siehe [6]). Eine kleine Gruppe mit zumeist günstigerer Prognose zeichnet sich durch besondere histologische Merkmale aus. So fanden *Bloom* et al. [12] und *Ridolfi* et al. [55] deutlich bessere Überlebensraten für medulläre Karzinome (84 % und 74 %) im Vergleich zu nicht-medullären Karzinomen (63 % und 14 %) bei 10 bzw. 20 Jahren Beobachtungszeit. Günstige Prognosen sind ebenfalls beschrieben für das Gallertkarzinom [36, 43, 46], das tubuläre Karzinom [17, 41, 48, 50, 51, 65] und das papilläre Karzinom [19]. Schließlich sind die besonders günstigen Ergebnisse bei dem sehr seltenen adenoid-zystischen Karzinom [20], dem sekretorischen (juvenilen) Karzinom [47] und dem Karzinom im Fibroadenom hervorzuheben.

Analysen von *Dixon* et al. [22] zeigen, daß auch die exakte Subtypisierung des invasiven lobulären Mammakarzinoms von prädiktiver Bedeutung ist mit deutlich schlechterer Prognose beim konfluierenden Typ im Vergleich zum klassischen «Indian file»-Typ.

Zu den Tumoren mit hohem Malignitätsgrad gehören das inflammatorische Mammakarzinom, welches als klinisch-pathologische Entität durch eine diffuse braune Induration der Haut mit erysipeloidem Rand definiert ist, Karzinome mit sarkomatoider Metaplasie und invasiv duktale Karzinome mit Grading III.

Obwohl damit aus zahlreichen Analysen hervorgeht, daß dem Tumortyp grundsätzlich eine prädiktive Aussage zukommt, läßt sich aus divergierenden Ergebnissen verschiedener Autoren zur prognostischen Bedeutung ein und desselben Tumortyps ableiten, daß die morphologischen Kriterien für die diagnostische Zuordnung häufig noch nicht ausreichend definiert sind und damit die Grundvoraussetzungen einer Vergleichbarkeit verschiedener Kollektive fehlen. Wahrscheinlich trägt auch die Einbeziehung mischdifferenzierter Karzinome mit zu diesem Umstand bei.

Im *Tumorgrading* (Tab. V) werden histologische und zytologische Merkmale in einem Score von üblicherweise drei Malignitätsgraden erfaßt. Ziel dieses Gradings ist die prospektive Abschätzung der Wahrscheinlichkeit eines Rezidivs oder von Metastasen. Aufgrund der subjektiven Erfassung der Kriterien ist die intra- und interrelatorische Reproduzierbarkeit niedrig. Trotzdem konnte der prädiktive Wert des Gradings in

Tabelle V. Histologischer Malignitätsgrad (Grading)

Punktzahl Kriterium	1	2	3
Differenzierung	glandulär	gemischt	solide/disseminiert
Kernpolymorphie	gering	mittelgradig	hochgradig
Mitosezahl	bis 1/HPF	2/HPF	3 u. mehr/HPF

Graduierung nach Gesamtpunktzahl (Differenzierung + Kernpolymorphie + Mitosezahl)

Grad I	3–5 Punkte
Grad II	6–7 Punkte
Grad III	8–9 Punkte

einer Reihe von Studien gezeigt werden (Übersicht siehe [7]). Das heute gebräuchlichste System der World Health Organization (WHO) [58] geht auf das von *Bloom und Richardson* [11] empfohlene Grading zurück (Tab. V). Dieses unterscheidet nach Drüsenbildung, Kernatypien und Mitosen in drei zunehmende Malignitätsgrade. Eine zweite differente Methode des Gradings von Mammakarzinomen mit ähnlichen prognostischen Aussagen beruht auf der alleinigen Beurteilung des Kernaspektes [siehe 10, 29].

Die mit einer *Mamillen- oder Hautinfiltration* verbundenen Prognosefaktoren sind in einer großen Studie von *Wertheim und Ozello* [69] analysiert (Tab. VI). Insgesamt läßt sich in 20–25 % aller Mammakarzinome ein Mamillenbefall nachweisen, wobei eine deutliche Abhängigkeit zu Tumortyp und Tumorgröße besteht [69]. Von Bedeutung ist, daß bei etwa 15 % der makroskopisch unauffälligen Mamillen die Beteiligung ausschließlich histologisch nachweisbar war. Klinisches Interesse hat die Mamillenbeteiligung insofern, als bei diesen Fällen mit einer deutlich höheren axillären Dissemination zu rechnen ist. Besteht eine Lymphangiosis carcinomatosa der Mamille, so ist nach *Wertheim und Ozello* mit einer Häufigkeit von 100 % mit axillären Lymphknotenmetastasen zu rechnen [69].

Zu den wichtigsten prognostischen Parametern zählt der morphologische Nachweis von *Lymphknotenmetastasen* [52]. Die Arbeiten von *Fisher* [26] zeigen, daß sich die Rezidivquote im Vergleich zum nodal negativen Kollektiv verdoppelt in der Gruppe mit 1–3 befallenen Lymphknoten und

Tabelle VI. Beziehung zwischen Mamillenbefall, Tumortyp und Tumorgröße (nach [69])

Merkmal	Mamillenbefall	
	Zahl	Prozent
Tumorgröße		
0,3–1 cm	20/145	13,8 %
1,1–2 cm	47/235	20 %
2,1–5 cm	77/365	21,1 %
5 cm	67/144	46,5 %
Tumortyp		
DCIS	5/13	38,5 %
CLIS	0/4	0 %
IL	16/49	33 %
ID	188/767	24,5 %
Gallert, tubulär, papillär	5/41	12 %

verfünffacht bei 4 und mehr Lymphknotenmetastasen. Auch die Überlebensraten korrelieren mit der Anzahl der Tumor-befallenen Lymphknoten [1, 30, 61]. Hieraus ergibt sich die grundsätzliche Frage nach der Aufarbeitung des Axillarfettes. Als Mindestanforderungen sind heute die sorgfältige Dissektion aller tastbaren und/oder nach Aufhellungsverfahren sichtbaren Lymphknoten *mit angrenzendem Fettgewebe* und die histologische Untersuchung anzusehen, wobei das Ergebnis als Zahl der befallenen zur Zahl der untersuchten Lymphknoten anzugeben ist.

Eine Reihe von Analysen zeigt, daß bei systematischer Aufarbeitung der primär nodal negativen Fälle in Stufenschnitten bei etwa 20% (Mikro-)Metastasen nachweisbar sind [5, 30]. Die klinische Relevanz dieser durch erheblichen Mehraufwand gewonnenen Ergebnisse wird heute noch diskutiert [36]. Es scheint sich herauszukristallisieren, daß der Nachweis derartiger Mikrometastasen ohne Einfluß auf die Prognose ist.

Eine weitere morphologische Aussage von prognostischer Relevanz ist der Nachweis einer *Infiltration der Lymphknotenkapsel und/oder des angrenzenden Fett-Bindegewebes,* welche in etwa 50% aller nodal positiven Fälle vorliegt. Die von *Fisher* et al. [29] angegebene Rezidivrate ist bei positivem Kapselbefund etwa 1,6mal größer. Tumorausbreitung in der Mamma sowie makroskopische Aufarbeitung und histologische Untersuchung der Lymphknoten finden ihren Niederschlag in den postchirurgischen pathologischen Stadieneinteilungen des pTNM-Systems der Union Internationale Contre le Cancer (UICC) [64].

Die Befunde zur immunologischen Reaktion der Lymphknoten beim Mammakarzinom und ihre biologische Bedeutung stehen heute noch ganz am Anfang und sollen daher nicht diskutiert werden [36].

Funktionsmorphologie

Mit Hilfe immun- und affinitätshistochemischer Untersuchungen kann der Pathologe zunehmend in den molekularbiologischen Bereich vordringen. So ist es z. B. heute möglich, definierte Funktions- und Strukturproteine im Gewebsschnitt darzustellen und damit die zelluläre Heterogenität des Mammakarzinoms zu objektivieren. Leider steht dieses Verfahren noch ganz am Anfang, so daß sich die klinische Relevanz dieses Untersuchungsverfahrens für einige wenige «Tumorantigene» erst abzuzeichnen beginnt. So scheint der Lektin-Affinitätshistochemie eine Bedeutung bei der Beurteilung der Hormonsensibilität des Mammakarzi-

Tabelle VII. Immun-(Affinitäts-)histochemische Marker der Brustdrüse

Funktionsproteine	Casein
	Epitheliales Membran Antigen (EMA)
	Laktalbumin
	Laktoferrin
	Sekretorische Komponente
	Östrogenrezeptoren
	Sogenannte Lektinrezeptoren
Onkofetale Antigene	Karzinoembryonales Antigen (CEA)
	Tissue Polypeptid Antigen? (TPA)
Strukturantigene	Zytokeratin
	Aktin
	Desmin

noms zuzukommen [37], obwohl die direkte Korrelation zwischen sogenannten Lektinrezeptoren und biochemischem Rezeptorgehalt bisher
nicht bestätigt werden konnte [14]. Auch für das karzinoembryonale Antigen (CEA) werden die Ergebnisse noch kontrovers diskutiert [14, 67].
Tabelle VII gibt eine willkürliche Auswahl der beim Mammakarzinom
untersuchten Antigene [16]. Von besonderer Bedeutung sind in diesem
Zusammenhang die Versuche, mit Hilfe monoklonaler Antikörper Östro-
gen- und Progesteronrezeptoren am Schnitt darzustellen und damit eine
exaktere Aussage zur zellulären Rezeptorheterogenität eines Mammakarzinoms zu machen [40]. Es ist damit zu rechnen, daß diese Methoden zu
besser reproduzierbaren morphologischen Parametern führen, die die bisherigen Ergebnisse ergänzen oder ersetzen.

Zusammenfassung

In der formalen Genese des invasiven Mammakarzinoms sind lobuläre und «duktale»
präinvasive Stadien allgemein anerkannt. Als Vorstadium des duktalen Carcinoma in situ
erweist sich aus neueren Analysen zunehmend eine Läsion, die von *Azzopardi* definiert und
als Läppchenkanzerisierung bezeichnet wurde. Demgegenüber ist die proliferierende Mastopathie in der ursprünglichen Definition von *Prechtel* als eine gutartige Epithelproliferation
anzusehen. Die wichtigsten morphologischen Prognosefaktoren beim invasiven Karzinom
sind Tumorgröße und -kontur, Tumortyp, histologischer Malignitätsgrad, Mamillen- und/
oder Hautinfiltration, Lymph-(Häm-)angiosis carcinomatosa sowie histologischer Lymphknotenstatus. Für die Zukunft könnten die morphologisch nachweisbaren «Funktionspara-
meter» als objektivierbare und quantifizierbare Größen zum besseren Verständnis des Mammakarzinoms beitragen.

Literatur

1   American College of Surgeons Commission on Cancer. Final report on long-term patient care evaluation study for carcinoma of the female breast, pp. 1–42 (1979).

2   Andersen, J. A.: Lobular carcinoma in situ: A long term follow-up in 52 cases. Acta pathol. microbiol. scand., Sect. A *82:* 519–533 (1974).

3   Andersen, J. A.: Pathologie und Prognose des Carcinoma lobulare in situ; in Frischbier (ed.), Die Erkrankungen der weiblichen Brustdrüse, pp. 54–58 (Thieme, Stuttgart, New York 1982).

4   Ashikari, R.; Hajdu, S. I.; Robbins, G. F.: Intraductal carcinoma of the breast. Cancer *28:* 1182–1187 (1971).

5   Auchincloss, H.: Significance of location and number of axillary metastases in carcinoma of the breast: A justification for a conservative operation. Am. Surg. *158:* 37–46 (1963).

6   Azzopardi, J. G.: Problems in breast pathology (Saunders, London, Philadelphia, Toronto 1979).

7   Bässler, R.: Pathologie der Brustdrüse (Springer, Berlin, Heidelberg, New York 1978).

8   Bässler, R.: Zur Definition und Dignität des Carcinoma in situ der Brustdrüse. Öst. Z. Onkologie *2:* 125–136 (1975).

9   Betsill, W. L.; Rosen, P. P.; Lieberman, P. H.; Robbins, G. F.: Intraductal carcinoma. Long-term follow up after treatment by biopsy alone. J. Am. med. Ass. *239:* 1863–1867 (1978).

10 Black, M. M.; Speer, F. D.: Nuclear structure in cancer tissues. Surgery Gynec. Obstet. *105:* 97–102 (1957).

11 Bloom, H. J. G.; Richardson, W. W.: Histologic grading and prognosis in breast cancer. A study of 1409 cases of which 359 have been followed for 15 years. Br. J. Cancer *11:* 359–377 (1957).

12 Bloom, H. J. G.; Richardson, W. W.; Fields, J. R.: Host resistance and survival in carcinoma of the breast: A study of 104 cases of medullary carcinoma in a series of 1411 cases of breast cancer followed for 20 years. Br. med. J. *iii:* 181–188 (1970).

13 Böcker, W.: Morphologische Befunde zur Läppchenkanzerisierung. Eine Analyse von 100 Fällen (in Vorbereitung).

14 Böcker, W.; Klaubert, A.; Bahnsen, J.; Schweikhart, G.; Pollow, K.; Mitze, M.; Kreienberg, R.; Beck, Th.; Stegner, H.-E.: Peanut lectin histochemistry of 120 mammary carcinomas and its relation to tumor type, grading, staging, and receptor status. Virchows Arch. Abt. A. Path. Anat. *403:* 149–161 (1984).

15 Böcker, W.; Klaubert, A.; Bahnsen, J.; Schweikhart, G.; Pollow, K.; Mitze, M.; Kreienberg, R.; Beck, Th.; Stegner, H.-E.: Immunhistochemical demonstration of carcinoembryonic antigen (CEA) in 120 mammary carcinomas and its correlation with tumor type, grading, staging, plasma-CEA, and biochemical receptor status. Pathology, Research and Practice (in press).

16 Bussolati, G.; Gugliotta, P.; Papotti, M.: Detection and significance of epithelial and myoepithelial cell markers in carcinoma of the breast; in Hollman, Verley (eds.), New frontiers in mammary pathology 2, pp. 249–264 (Plenum Press, New York, London 1983).

17   Carstens, P. H. B.; Huvos, A. G.; Foote, F. W.; Ashikari, R.: Tubular carcinoma of the breast. A clinicopathologic study of 35 cases. Am. J. clin. Path. *58:* 231–238 (1972).

18   Carter, D.; Smith, A.: Carcinoma in situ of the breast. Cancer *40:* 1189–1193 (1977).

19   Carter, D.: Intraductal papillary tumors of the breast. Cancer *39:* 1689–1692 (1977).

20   Cavanzo, F. J.; Taylor, H. B.: Adenoid cystic carcinoma of the breast. Cancer *24:* 740–745 (1969).

21   Contesso, G.; Petit, J. Y.: Les adenocarcinomes intracanalaires non infiltrans du sein. Bull. Cancer *66:* 1–8 (1979).

22   Dixon, J. M.; Anderson, T. J.; Page, D. L.; Lee, D.; Duffy, S. M.: Infiltration lobular carcinoma of the breast. Histopathology *6:* 149–161 (1982).

23   Egger, H.; Tulusan, A. H.; Schneider, M. L.; Paterok, E. M.: Wie 67 Mammacarcinome mit einem histologisch bestimmten Maximaldurchmesser von 10 mm erkannt wurden. Geburtsh. Frauenheilk. *43:* 7–10 (1983).

24   Farrow, J. H.: Current concepts in the detection and treatment of the earliest of early breast cancers. Cancer *25:* 468–477 (1970).

25   Fechner, R. E.: Epithelial alterations in the extralobular ducts with lobular carcinoma. Archs Path. *93:* 164–171 (1972).

26   Fisher, E.: The pathologist's role in the diagnosis and treatment of invasive breast cancer. Surg. Clins N. Am. *58:* 705–721 (1978).

27   Fisher, E. R.; Fisher, B.: Lobular carcinoma of the breast: An overview. Ann. Surg. *185:* 377–385 (1977).

28   Fisher, E. R.; Gregorio, R. M.; Fisher, B.: The pathology of invasive breast cancer. A syllabus derived from the findings of the national surgical adjuvant breast project (protocol No. 4). Cancer *36:* 1–85 (1975).

29   Fisher, E. R.; Gregorio, R. M.; Redmond, S. C. D.; Vellios, F.; Sommers, S. C.; Fisher, B.: Pathologic findings from the national surgical adjuvant breast project (protocol No. 4) II. The significance of extranodal extension of axillary metastases. Am. J. clin. Path. *65:* 439–444 (1976).

30   Fisher, B.; Slack, N. H.: Number of lymph nodes examined and the prognosis of breast carcinoma. Surgery Gynec. Obstet. *131:* 79–88 (1970).

31   Foote, F. W.; Stewart, F.: Lobular carcinoma in situ: A rare form of mammary cancer. Am. J. Path. *17:* 496 (1941).

32   Gallager, H. S.; Martin, J. E.: An orientation to the concept of minimal breast cancer. Cancer *28:* 1505–1507 (1971).

33   Gold, R. H.; Main, G.; Zippin, C.; Annes, G. P.: Infiltration of mammary carcinoma as an indicator of axillary lymph node metastasis. A preliminary report. Cancer *29:* 35–40 (1972).

34   Grundmann, E.; Beck, L.: Brustkrebs-Früherkennung (Gustav Fischer, Stuttgart, New York 1978).

35   Haagensen, C. D.; Lane, N.; Lattes, R.; Bodian, C.: Lobular neoplasia (socalled lobular carcinoma in situ of the breast). Cancer *42:* 737–769 (1978).

36   Hutter, R. V. P.: The influence of pathologic factors on the breast cancer management. Cancer *46:* 961–976 (1980).

37   Klein, P. J.; Vierbuchen, M.; Schulz, K.-D.; Würz, H.; Citoler, P.; Uhlenbruck, G.; Ortmann, M.; Fischer, R.: Hormonabhängige Lektin-Bindungsstellen. II. Lectin-Rezeptoren als Indikator einer Hormonsensibilität von Mammacarcinomen; in Uhlen-

bruck, Wintzer (eds.), Symposion Carcinoembryonales Antigen (CEA) und andere Tumormarker, pp. 238–252 (Tumor Diagnostik, Leonberg 1981).

38   Kubli, F.; Nagel, G. A.; Kadach, U.; Kaufmann, M.: Neue Wege in der Brustkrebsbehandlung; in Nagel, Sauer, Schreiber (eds.), Aktuelle Onkologie 8 (Zuckschwerdt, München, Bern, Wien 1983).

39   Lane, N.; Goksel, H.; Salerno, R. A.; Haagensen, C. D.: Clinicopathologic analysis of the surgical curability of breast cancers: a minimum ten-year study of a personal series. Ann. surg. *153:* 483–498 (1961).

40   Maass, H.: Prätherapeutische Tumortestung (Symposium Bremen 1984).

41   McDivitt, R. W.; Boyce, W.; Gersell, D.: Tubular carcinoma of the breast. Clinical and pathological observations concerning 135 cases. Am. J. surg. Pathol. *6:* 401–411 (1982).

42   McDivitt, R. W.; Hutter, R. V. P.; Foote, F. W.; Stewart, F. W.: In situ lobular carcinoma. A prospective follow-up study indicating cumulative patient risks. J. Am. med. Ass. *201:* 82–86 (1967).

43   Melamed, M. R.; Robbins, G. F.; Foote, F. W.: Prognostic significance of gelatinous mammary carcinoma. Cancer *14:* 699–701 (1961).

44   Nagel, G. A.; Holtkamp, W.; Wander, H.-E.: Biologische und klinische Prognosefaktoren metastasierender Mammacarcinome; in Kubli, Nagel, Kadach, Kaufmann (eds.), Neue Wege in der Brustkrebsbehandlung, pp. 91–105 (Zuckschwerdt, München, Bern, Wien 1983).

45   Newman, W.: Lobular carcinoma of the female breast. Report of 73 cases. Ann. Surg. *164:* 305–314 (1966).

46   Norris, H. J.; Taylor, H. B.: Prognosis of mucinous (gelatinous) carcinoma of the breast. Cancer *18:* 879–885 (1965).

47   Oberman, H. A.: Secretory carcinoma of the breast in adults. Am. J. surg. Pathol. *4:* 465–470 (1980).

48   Oberman, H. A.; Fidler, W. J.: Tubular carcinoma of the breast. Am. J. surg. Pathol. *3:* 387–395 (1979).

49   Ozello, L.: Intraepithelial carcinomas of the breast; in Hollmann, Verley (eds.), New frontiers in mammary pathology 2, pp. 147–164 (Plenum Press, New York, London 1983).

50   Parl, F. P.; Richardson, L. D.: The histologic and biologic spectrum of tubular carcinoma of the breast. Human Pathol. *14:* 694–698 (1983).

51   Peters, G. N.; Wolff, M.; Haagensen, C. D.: Tubular carcinoma of the breast. Clinical pathologic correlations based on 100 cases. Ann. Surg. *193:* 138–149 (1981).

52   Picren, J. W.: Lymph node metastases in carcinoma of the female mammary gland. Bull. Roswell Park Mem. Inst. *1:* 79–90 (1956).

53   Prechtel, K.: Allgemeine Erläuterungen zur Histomorphologie von Brustdrüsenerkrankungen. Fortschr. Med. *92:* 374–380 (1974).

54   Prechtel, K.: Prospektive Untersuchungen über die Mastopathie und das Fibroadenom der Mamma; in Grundmann, Beck (eds.), Brustkrebs-Früherkennung, pp. 109–113 (Gustav Fischer, Stuttgart, New York 1978).

55   Ridolfi, R. L.; Rosen, P. P.; Prot, A.; Kinne, D.; Mike, V.: Medullary carcinoma of the breast. A clinicopathologic study with 10 year follow up. Cancer *40:* 1365–1385 (1977).

56 Rosen, P. P.: Coexistent lobular carcinoma in situ and intraductal carcinoma in a single lobular-duct unit. Am. J. surg. Pathol. *4:* 241–246 (1980).

57 Rosen, P. P.; Braun, D. W.; Lyngholm, B.; Urban, J. A.; Kinne, D. W.: Lobular carcinoma in situ of the breast: Preliminary results of treatment by ipsilateral mastectomy and contralateral breast biopsy. Cancer *47:* 813–819 (1981).

58 Scarff, R. W.; Torloni, H.: Histological typing of breast tumours. World Health Organization 1981.

59 Shaw, J. P.; Rosen, P. P.; Robbins, G. F.: Pitfalls of local excision in the treatment of carcinoma of the breast. Surgery Gynec. Obstet. *136:* 721–725 (1973).

60 Silverberg, S. G.; Chitale, H. R.: Assessment of significance of proportions of intraductal and infiltrating tumor growth in ductal carcinoma of the breast. Cancer *32:* 830–837 (1973).

61 Smith, J. A.; Gamez-Araujo, J. J.; Gallager, H. S.; White, E. C.; McBride, C. M.: Carcinoma of the breast. Analysis of total lymph node involvement versus level of metastases. Cancer *39:* 527–532 (1977).

62 Stegner, H.-E.: Morphologie prämaligner und maligner Veränderungen der Mamma. Gynäkologe *10:* 129 (1977).

63 Tulusan, A. H.; Egger, H.; Schneider, M. L.; Willgeroth, F. A.: A contribution to the natural history of breast cancer. IV. Lobular carcinoma in situ and its relation to breast cancer. Arch. Gynaek. *231:* 219–226 (1982).

64 UICC: TNM-Klassifizierung der malignen Tumoren, 2. Aufl. (Springer, Berlin, Heidelberg, New York 1976).

65 Van Bogaert, L.-J.: Clinicopathologic hallmarks of mammary tubular carcinoma. Human Pathol. *13:* 558–562 (1982).

66 Urban, J. A.: Biopsy of the normal breast in treating breast cancer. Surg. Clins N. Am. *49:* 291–301 (1969).

67 Von Kleist, S.; Wittekind, C.; Sandritter, W.; Gropp, H.: CEA positivity in sera and breast tumor tissues obtained from the same patients. Pathology, Research and Practice *173:* 390–401 (1982).

68 Wanebo, H. J.; Huvos, A. G.; Urban, J. A.: Treatment of minimal breast cancer. Cancer *33:* 349–357 (1974).

69 Wertheim, U.; Ozello, L.: Neoplastic involvement of nipple and skin flap in carcinoma of the breast. Am. J. surg. Pathol. *4:* 543–549 (1980).

70 Wheeler, J. E.; Enterline, H. T.; Roseman, J. M.; Tomasulo, J. P.; McIlvaine, C. H.; Fitts, W. T.; Kirschenbaum, J.: Lobular carcinoma in situ of the breast: long term follow up. Cancer *34:* 554–563 (1974).

71 Wellings, S. R.; Jensen, H. M.; Marcum, R. G.: An atlas of subgross phatology of the human breast with special reference to precancerous lesions. J. natn. Cancer Inst. *55:* 231–273 (1975).

72 Zippel, H.-H.; Citoler, P.: Häufigkeit des lokal begrenzten Wachstums von Mammacarcinomen. Dt. med. Wschr. *101:* 484–486 (1976).

Prof. Dr. med. W. Böcker, Institut für Pathologie, Allgemeines Krankenhaus Altona, Paul-Ehrlich-Straße 1, D-2000 Hamburg 50 (BRD)

Beitr. Onkol., vol. 22, pp. 19–43 (Karger, Basel 1985)

Prognosefaktoren beim Mammakarzinom[1]

G. A. Nagel, H.-E. Wander, W. Holtkamp

Abteilung Hämatologie/Onkologie, Med. Univ.-Klinik Göttingen, BRD

Biologische und theoretische Grundlagen

Prognosefaktoren sind Indizien, die den Verlauf einer Erkrankung voraussagen lassen. Sie sind zu unterscheiden von Risikofaktoren, die eine Rolle bei der Entstehung einer Erkrankung spielen können.

Prognosefaktoren wurden bei keinem Tumor so gut untersucht wie beim Mammakarzinom, wo sie Spiegel der besonderen Tumorbiologie sind. Hier sollen zunächst zwei Grundkonzepte zur Biologie des Mammakarzinoms vorangestellt werden, weil damit das grundsätzliche Verständnis für Wesen und Bedeutung von Prognosefaktoren erleichtert und der Wandel von Therapiekonzepten von einst und jetzt besser erklärt werden kann. Diese beiden Grundkonzepte betreffen die metastatische Ausbreitung von Mammakarzinomen.

Nach den um die Jahrhundertwende entwickelten Vorstellungen breitet sich das Mammakarzinom primär einmal lokoregional aus, befällt die dem Tumor benachbarte Lymphknotenstation (Abb. 1), um in einem nächsten Schritt von hier aus die Hauptorgane der Metastasierung, Lunge, Leber, Knochen, Gehirn, zu besiedeln (Abb. 2).

Nach dem heute eher bevorzugten, vor allem auf Untersuchungen von *Fisher* et al. [4] zurückgehenden zweiten Konzept streut der Tumor schon frühzeitig prädominant hämatogen-systemisch und nicht nur lokoregional-lymphatisch (Abb. 3), wobei nach Angehen und bei Nachweis von Lymphknotenmetastasen diese nicht wie in Abbildung 1 als Barriere

---

[1] Mit Unterstützung des Bundesministeriums für Forschung und Technologie (Nr. 341–4719–2/50)

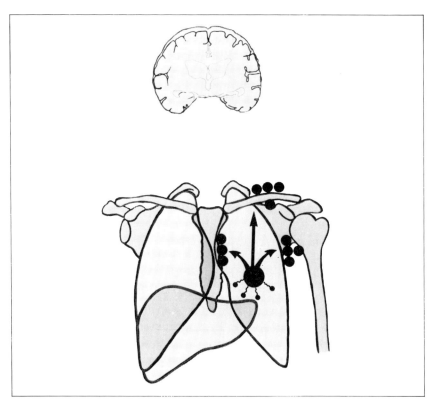

Abb. 1. Mammakarzinom Metastasierungsmodell I. 1. Primär regionale Ausbreitung Lymphknoten als Filter / Zwischenstation.

oder Filter, sondern als gleichwertiges metastatisches Zielorgan wie alle anderen Organe auch angesehen werden (Abb. 4).

Wenn man auch gegen das zweite Grundkonzept Einwände geltend machen kann und es wieder modifizieren wird, ist seine revolutionäre Wirkung auf die Erforschung der Biologie und Therapie des Mammakarzinoms nicht zu übersehen. Denn mit dem zweiten Konzept wurde eine alte anatomisch verhaftete Denkweise zugunsten einer physiologischen verlassen, der Tumor nicht mehr als autonomes, sondern als von Einflüssen des Körpers abhängiges Zellwachstum verstanden und der Weg frei für die Erforschung von Prognosefaktoren als von variablen Größen des Tumors oder des Wirtes, die für den Verlauf der Tumorerkrankung und die Wahl einer Therapie von entscheidender Bedeutung sind.

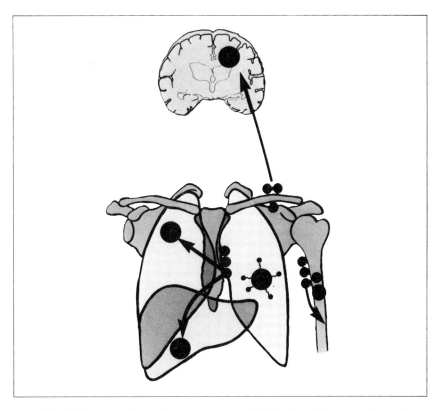

Abb. 2. Mammakarzinom Metastasierungsmodell I. 2. Sekundär systemische Ausbreitung nach Passage Lymphknotenfilter.

Inwieweit dieser Wandel der Auffassungen über die Biologie des Mammakarzinoms zum Konzept der Prognosefaktoren und zum Wandel diagnostischer und therapeutischer Strategien geführt hat, wird in Tabelle I synoptisch abgehandelt.

Am Beispiel des sogenannten hormonabhängigen Mammakarzinoms läßt sich die enge Wechselwirkung zwischen Wirt und Tumor am besten illustrieren (Abb. 5). Hypothalamisch-hypophysäres System, Ovarien, Nebennieren als endokrine Organe sowie periphere Gewebe wie Fett und Muskulatur, als Organe des Metabolismus von Nebennierenhormonen, besonders Produktion von Östrogenen durch Aromatisierung aus Androgenen, nehmen über zahlreiche am Rezeptor der Mammakarzinomzelle angreifende Hormone Einfluß auf das Tumorwachstum. Hormonzufuhr

Tabelle I. Ältere und neuere Hypothesen zur Biologie der Mammakarzinome

Früher	Heute
Das Mammakarzinom ist ein autonomes malignes Geschehen, das keiner Wachstumskontrolle durch den Wirtsorganismus mehr unterliegt.	Das Mammakarzinom ist ein malignes Geschehen begrenzter Autonomie. Sein Wachstum kann auch noch im Spätstadium durch den Wirtsorganismus entscheidend beeinflußt werden.
Bösartige Veränderungen der Brust stellen eine homogene Krankheitsgruppe – das Mammakarzinom – dar.	Bösartige Veränderungen der Brust sind eine heterogene Krankheitsgruppe, die besser als Mammakarzinome bezeichnet werden. Die einzelnen Untergruppen der Mammakarzinome zeichnen sich durch unterschiedliche spontane biologische Verläufe und Therapieempfindlichkeit aus.
Die Metastasierung erfolgt spät.	Die Metastasierung findet schon sehr frühzeitig statt.
Die Metastasierungswege sind in den Lymphbahnen vorgegeben.	Die Metastasierung erfolgt relativ unberechenbar, sowohl über den Blut-, wie über den Lymphweg.
Die Metastasierung erfolgt in konsekutiven Schritten. Absiedlungen bilden sich zunächst lokoregional in den Lymphbahnen, gehen dann auf die Lymphknoten über und streuen von hier aus in die Peripherie.	Der Nachweis einer lokoregionären Metastasierung ist der Indikator einer stattgefundenen Fernmetastasierung. Lymphwege und Lymphknoten haben nur eine eingeschränkte Barrierenfunktion. Die Tatsache, daß Lymphknoten befallen sind, ist weniger Ausdruck einer lokoregionalen Aussaat als einer nicht oder nicht mehr funktionierenden allgemeinen tumorgerichteten Abwehrleistung des Körpers. Dieser hat eine allgemeine Metastasierung zugelassen, welche sich im Befall von Lymphknoten spiegelt.
Lymphknoten haben also eine Barrierenfunktion und damit anatomische Bedeutung.	Lymphknoten haben keine wesentliche Barrierenfunktion, ihre Bedeutung ist eine biologische.
Die chirurgische Entfernung oder postoperative strahlentherapeutische Sterilisierung von befallenen Lymphknoten ist unabdingbare Voraussetzung für die Heilung primärer Mammakarzinome.	Wenn der Befall von Lymphknoten Spiegel einer Fernmetastasierung ist, kann keine Heilung durch ausschließlich lokale chirurgische und/oder strahlentherapeutische Behandlung bei lymphknotenpositiven Tumoren erwartet werden. Die Spätergebnisse der Primärtherapie hängen entsprechend nicht von ihrer Radikalität, sondern nur von der Frage ab, ob zum Zeitpunkt der Primärbehandlung Fernmetastasen vorliegen oder nicht.

Tabelle I (Fortsetzung)

Früher	Heute
Durch eine Nachbestrahlung können die Ergebnisse der operativen Primärtherapie verbessert werden.	Eine Nachbestrahlung kann die Anzahl lokoregionaler Rezidive senken. Sie hat jedoch keinen Einfluß auf Spätergebnisse oder Überlebensraten.
Die Ergebnisse der Primärtherapie des Mammakarzinoms können nicht mehr verbessert werden, es sei denn, bessere Methoden der Früherfassung der Mammakarzinome erlauben mehr frühzeitige Eingriffe im Stadium der ausschließlich lokoregionalen Ausbreitung.	Die Ergebnisse der chirurgischen und strahlentherapeutischen Primärtherapie können durch die frühzeitige Kombination der klassischen lokoregionalen Verfahren mit systemischen Maßnahmen verbessert werden.
Die Wirksamkeit von Zytostatika ist umgekehrt proportional der Tumorzellmasse. Der optimale Zeitpunkt einer Chemotherapie ist daher der postoperative (adjuvante Chemotherapie), wenn nach Entfernung der großen Tumorzellmasse nur noch wenige Tumorzellverbände im Körper verbleiben, die dann leichter als ein Tumor großen Zellgehaltes mit Zytostatika geschädigt werden können.	Die Ergebnisse der adjuvanten Chemotherapie entsprechen nicht den Erwartungen. Es muß beim Mammakarzinom Faktoren geben, die eine relativ hohe Chemotherapieresistenz kleiner Tumorzellverbände bedingen. Nur bei einzelnen Untergruppen von Mammakarzinomen lassen sich die Ergebnisse der chirurgischen Primärtherapie verbessern.
Für die adjuvante Chemotherapie geeignet sind vor allem Zytostatika, die sich auch bei beim fortgeschrittenen metastasierenden Mammakarzinom bewährt haben.	Für die medikamentöse Behandlung von Mammakarzinomen mit kleiner Zellzahl scheinen die gängigen Zytostatikakombinationen weniger gute Ergebnisse zu geben, als bei fortgeschrittenen Karzinomen.
Metastasierende Mammakarzinome nehmen einen relativ gut berechenbaren Verlauf. Unterschiedliche Verläufe erklären sich aus einer biologischen Eigendynamik des Tumors.	Der Spontanverlauf metastasierender Mammakarzinome ist nur bedingt berechenbar. Sehr variable Verläufe sind nicht nur Ausdruck der biologischen Eigendynamik von Tumoren, sondern auch von Wirtsfaktoren, die das Tumorwachstum regulieren.
Die Ergebnisse der Chemotherapie metastasierender Mammakarzinome hängen im wesentlichen von der Wahl, Dosierung und Applikationsart der Zytostatika ab.	Die Ergebnisse der Chemotherapie sind nur bedingt Funktionen von Zytostatika. Sie werden außerdem durch den Spontanverlauf des Tumors, also auch von therapeutisch wirksamen Kofaktoren des Wirtsorganismus beeinflußt.
Faktoren, die den Verlauf von Mammakarzinomen mit oder ohne Therapie beeinflussen (prognostische Faktoren), sind für das Ergebnis einer Chemotherapie von untergeordneter Bedeutung.	Prognostische Faktoren sind für das Ergebnis einer Chemotherapie von entscheidender Bedeutung.

Tabelle I (Fortsetzung)

Früher	Heute
Es werden im wesentlichen vier Gruppen von Mammakarzinomen unterschieden: – prognostisch relativ günstige, – prognostisch relativ ungünstige – hormonabhängige, – hormonunabhängige Mammakarzinome. Östrogen ist das Schlüsselhormon für das Wachstum des endokrin abhängigen Mammakarzinoms.	Für die gängige therapeutische Praxis genügt die alte Gliederung in vier Untergruppen. Ob es jedoch weiterhin gerechtfertigt ist, hormonabhängige von hormonunabhängigen Tumoren zu unterscheiden, bedarf der Überprüfung. Diese Sicht ist zu eng. Neuere Beobachtungen scheinen auf eine zentrale Bedeutung von Prolaktin hinzuweisen.

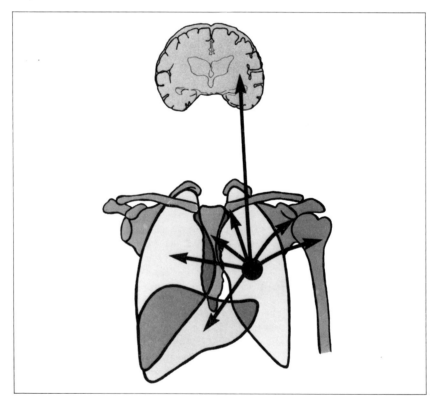

Abb. 3. Mammakarzinom Metastasierungsmodell II. 1. Primär regionale und systemische Ausbreitung.

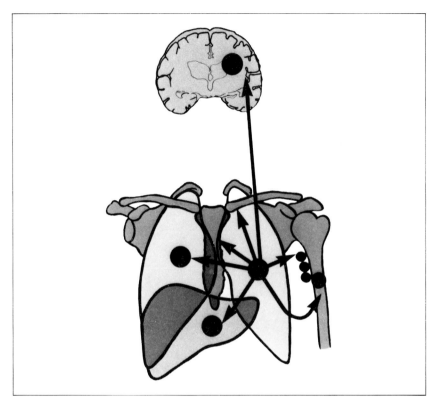

Abb. 4. Mammakarzinom Metastasierungsmodell II. 2. Lymphknoten als Indikator einer erfolgten Metastasierung.

oder -entzug kann entsprechend therapeutisch genutzt werden. Die Rezeptoranalyse des Tumors erlaubt eine wesentliche prognostische Aussage über eine eventuelle Hormonempfindlichkeit des Gewebes. Sind Östrogen- und Progesteronrezeptoren der Tumorzelle im Zusammenhang mit Östrogen- und Progesteronstoffwechsel und -therapie relativ gut untersucht worden, besteht noch kaum Einblick in die Bedeutung anderer Hormonrezeptoren der Zelle im Wechsel zum endokrinen «milieu interne» des Organismus [18].

Die Variabilität der Verläufe von Mammakarzinomen läßt sich theoretisch auch zellkinetisch erklären (Abb. 6). Die klinische Diagnose eines Mammakarzinoms erfolgt in der Regel, wenn der Tumor palpable Größe erreicht hat. Er ist dann etwa 1 g schwer und weist geschätzt 10^9 Zellen

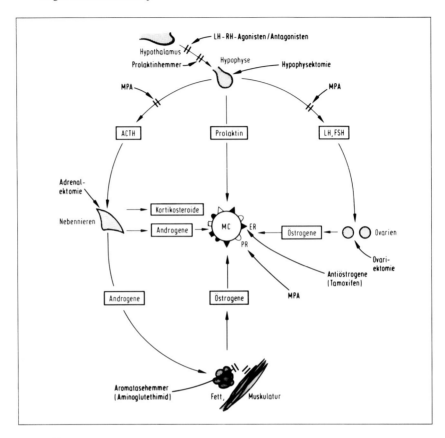

Abb. 5. Wechselwirkung zwischen Wirtsorganismus und Mammakarzinom, gezeigt am hormonabhängigen Mammakarzinom.

ER = Östrogenrezeptor

PR = Progesteronrezeptor

MPA = Medroxyprogesteronacetat.

auf. Bis die erste maligne transformierte, sich permanent weiter teilende Zelle zu einem Tumor dieser Größe geführt hat, waren ca. 30 Verdoppelungen notwendig. Diese Verdoppelungszeit ist beim Mammakarzinom sehr variabel, und sie kann zwischen 30 und 300 Tagen liegen. Entsprechend betragen die Zeiträume von der Tumorentstehung bis zur klinischen Manifestation zwischen 2,5 und annähernd 25 Jahren. Geht man davon aus, daß eine Tumorgröße von ca. 10^{12} Zellen mit dem Leben nicht mehr vereinbar ist, würde von erster Diagnosestellung bis zum Tod dann nochmals die durchschnittliche Zeitspanne von 10 Monaten, 2,5 Jahren,

7,5 Jahren vergehen (a in Abbildung 6). Dies entspricht durchaus der klinischen Erfahrung. Diese von Fall zu Fall sehr variable Tumorverdoppelungszeit vermag nicht nur diese unterschiedlichen Spontanverläufe von Mammakarzinomen zu erklären, sondern ebenso die Schwierigkeit im Einzelfall, eine annähernde Prognose nach kurativer Primärtherapie zu stellen. Die enorme spontane Streuung des metastasenfreien postoperativen Intervalls (wenige Monate bis viele Jahre) erklärt, warum adjuvante Chemotherapiestudien sehr große Patientinnenkollektive und lange postoperative Beobachtungszeiten umfassen müssen. Eine bessere Erforschung tumorzellkinetischer Parameter als Prognosefaktoren könnte eine wesentlich höhere Treffsicherheit der postoperativen prognostischen Aussage bezüglich Rezidivraten und auch Auswahl geeigneter adjuvanter Maßnahmen ermöglichen.

Bedeutung von Prognosefaktoren

Prognosefaktoren erlauben nicht nur eine gewisse Voraussage des allgemein spontanen Krankheitsverlaufs ab Diagnosestellung, sondern in bestimmten klinischen Situationen auch recht genaue Aussagen, was Verläufe, Rezidivraten sowie die Wahl von und das Ansprechen auf Therapien anbelangt.

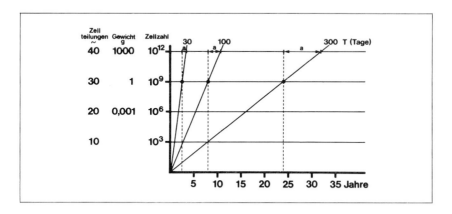

Abb. 6. Tumorverläufe und -manifestationen in Abhängigkeit der Tumorverdoppelungszeit (T).

a = Geschätzter durchschnittlicher Zeitpunkt von klinischer Erstdiagnose bis zum Tod. Dieses Intervall entspricht auch dem sog. postoperativen freien Intervall.

Eine allgemeine Einteilung von Prognosefaktoren wird in Tabelle II vorgenommen. Sie berücksichtigt praktische Bedürfnisse des klinischen Alltags, nämlich die beiden wesentlichen Fragen, die der behandelnde Arzt immer wieder beantworten muß: Wie ist der mutmaßliche Verlauf der Erkrankung in einem bestimmten Krankheitsstadium? Wie groß ist die Erfolgswahrscheinlichkeit einer zur Diskussion stehenden Therapie?

Die unterschiedlichen Kombinationen von Prognosefaktoren bedingt die beim Mammakarzinom besonders eindrückliche biologische Vielfalt [18]. Es sind höchst fulminante Tumorverläufe bekannt, die eine aggressive Therapie erfordern oder selbst dieser widerstehen, neben geradezu benigne verlaufenden Krankheitsformen, die keiner oder nur einer sehr wenig eingreifenden Behandlung bedürfen. Heute bemüht man sich, das Vorgehen in Diagnostik, Therapie und Nachsorge auf die spontane biologische Variabilität der Mammakarzinome abzustimmen. So gibt es etwa Unterformen von Mammakarzinomen, die frühzeitig zerebral metastasieren, was ausnahmsweise ein Computertomogramm des Gehirns im diagnostischen Routineprogramm rechtfertigt. So wird ein prognostisch günstiges Mammakarzinom im metastasierenden Stadium eher mit nebenwirkungsarmen Hormonen als mit Zytostatika behandelt. So muß eine Patientin mit hohem Rezidivrisiko häufiger nachkontrolliert werden als eine, die wahrscheinlich geheilt ist und deren Tumor nur sehr langsam wächst.

Auch für die Planung, Auswertung und Publikation von Therapiestudien ist die Aufteilung der Mammakarzinome in verschiedene prognostische Untergruppen von Bedeutung. Es ist nicht mehr zulässig, neue Therapiemodalitäten bei einem bezüglich Prognosefaktoren nicht näher be-

Tabelle II. Unterschiedliche Gruppen von Prognosefaktoren bei Mammakarzinomen

---

A Prognosefaktoren bei verschiedenen Krankheitsstadien

Stadium	Erwünschte prognostische Aussage
– klinisches Lokalstadium	– Wahrscheinlichkeit der Metastasierung
– metastatisches Stadium	– Verlauf der Erkrankung
– Terminalstadium	– Therapieresistenz

B Prognosefaktoren bei verschiedenen Therapien

Therapieart	Erwünschte prognostische Aussage
– chirurgische Primärtherapie	– Rezidivrisiko
– adjuvante Chemotherapie	– Therapiesensibilität von Mikrometastasen
– Systemtherapie von Metastasen	– Wahl des Medikaments

---

schriebenen Gesamtkollektiv zu überprüfen [12]. Ergebnisse einer Tumortherapie werden nämlich nicht nur von der Therapie selbst, sondern auch von wirts- oder tumoreigenen Prognosefaktoren mit beeinflußt. Solche Faktoren müssen daher in Therapiestudien genau erhoben und mit dem jeweiligen Behandlungsergebnis korreliert werden. Für die Praxis der Mammakarzinombehandlung leitet sich daraus ab, daß bestimmte zur Verfügung stehende Therapieformen nur bei bestimmten Untergruppen von Mammakarzinomen sinnvoll und wirksam sind.

Die Bedeutung von Prognosefaktoren ist schließlich noch eine weitere. Beim heutigen Stand der Therapie des Mammakarzinoms wird sich die Gesamtprognose nur verbessern lassen, wenn die Tumordiagnose früher erfolgt. Eine verbesserte Früherfassung ist im Massenscreening der Bevölkerung nicht möglich, außer wenn bestimmte Risikogruppen selektiv untersucht werden. Die Definition des individuellen Risikos und Erforschung entsprechender Risikofaktoren stößt jedoch auf große methodische Schwierigkeiten. Die Erforschung von Prognosefaktoren ist methodisch wesentlich einfacher. Da einige Prognosefaktoren auch Risikofaktoren sind, läßt sich von ersteren auf letztere rückschließen.

Die nähere Beschreibung folgender Prognosefaktoren geschieht in Anlehnung an frühere Publikationen [15, 18].

Prognosefaktoren im Frühstadium der Mammakarzinome

Prognosefaktoren im lokoregionalen Frühstadium der Mammakarzinome sollen eine Voraussage über den postoperativen Verlauf, insbesondere über die zu erwartenden rezidivfreien Intervalle und Rezidivraten erlauben. Gelingt es, das Rückfallrisiko einigermaßen abzuschätzen, könnte auch ein individuell abgestimmter Nachbehandlungs- und Nachsorgeplan aufgestellt werden.

In Tabelle III finden sich Faktoren prognostischer Bedeutung im Frühstadium zusammengestellt. Diese Prognosefaktoren werden ausschließlich am Primärtumor, Lymphknoten, Gefäßen abgelesen. Es gibt im Frühstadium der Mammakarzinomerkrankung noch keine biochemischen oder dem Wirtsorganismus zugeordneten biologischen Parameter von prädiktivem Wert.

Die postoperative Prognose hängt bezüglich Rezidiv und Heilungsraten wahrscheinlich vor allem davon ab, ob zum Zeitpunkt des Eingriffs eine Dissemination stattgefunden hat oder nicht. Es gibt heute noch keine

Tabelle III. Prognosefaktoren im Frühstadium des Mammakarzinoms (Übersicht bei *Kaufmann* [11b] und *Millis* [13])

Lymphknotenbefall
  – Zahl der Lymphknoten
  – Lymphknotengruppe
  – Kapseldurchbruch
  – Größe der Metastasen

Histologischer Tumortyp
  – Tumorgröße

Malignitätsgrad («Grading»)
  – Kern Grading
  – histologisches Grading

Gefäßinvasion
  – Lymphgefäße
  – Blutgefäße

Rezeptoren
  – Östrogenrezeptor
  – Progesteronrezeptor

Proliferationsrate
  – Labeling-Index
  – Adriamycin-Uridin-Inkoperations-Assay

---

sichere Möglichkeit, eine stattgefundene Fernmetastasierung zu beweisen oder auszuschließen.

Eine recht gute Korrelation besteht allerdings zwischen axillärem Lymphknotenbefall und Überlebenszeiten [5]. Von Bedeutung ist dabei neben der Zahl der befallenen Lymphknoten (Tab. IV) auch die axilläre Ausbreitung (Tab. V), das Vorhandensein oder Fehlen des Kapseldurchbruchs (Tab. VI) und offensichtlich auch die Größe der Lymphknotenmetastasen. Letzterer Punkt ist allerdings, was den Durchmesser von Mikrometastasen anbelangt, noch strittig. Patienten mit Mikrometastasen von einem Durchmesser kleiner als 1,3–2 mm scheinen eine ebenso gute Prognose zu haben wie solche mit negativen Lymphknoten [2, 6, 11a, 13].

Eine genauere Aufschlüsselung der Rezidivraten bezogen auf die Anzahl metastastisch befallener Lymphknoten wurde von *Millis* 1983 publiziert [13]. Es finden sich mehr Rezidive pro Zeiteinheit bei den Patientengruppen mit ausgeprägterem Lymphknotenbefall. Betrachtet man nur jene Untergruppe von Patientinnen, die rezidivieren, ist das durchschnittliche postoperative rezidivfreie Intervall um so kürzer, je mehr axilläre

Tabelle IV. Rezidivraten beim in kurativer Absicht operierten Mammakarzinom, bezogen auf axillären Lymphknotenbefall

Axillärer Lymphknotenbefall	Rezidivrate in % nach		Überlebensrate in % nach	
	5 Jahren	10 Jahren	5 Jahren	10 Jahren
N_0	18	28	78	65
N 1–3	50	64	62	38
N ≥ 4	79	86	32	13
Alle Patientinnen	45	50	61	46

Metastasen gezählt werden. In der Zahl axillärer Lymphknoten spiegelt sich demnach ein grundsätzlich unterschiedliches biologisches Verhalten verschiedener Mammakarzinome wider. Die einen sind rasch proliferativ und metastasierungsfreudig, die anderen langsam proliferativ und längere Zeit örtlich begrenzt. Die Länge des freien Intervalls wirkt sich ebenfalls auf die Ansprechbarkeit des Tumors auf hormonelle Maßnahmen aus.

Vom Rezeptorstatus abgesehen ist nicht sicher, ob die übrigen in Tabelle III genannten histopathologischen Prognosefaktoren eine vom Lymphknotenbefall unabhängige prognostische Eigenbedeutung besitzen oder nicht nur unterschiedlicher Ausdruck ein und derselben biologischen Grundkonstellation sind. Jedenfalls ist es trotz verschiedener Versuche bisher nicht gelungen, die prognostische Aussagekraft des Lymphknotenbefalls durch Bildung eines «prognostic score», d. h. Varianzanalyse unter Einbezug zahlreicher histopathologischer Kriterien, entscheidend zu verbessern [7, 13]. Es sind noch keine Prognosefaktoren bekannt, die einen bestimmten Metastasierungstyp voraussagen lassen.

Prognostische Faktoren für die adjuvante Chemotherapie

Ziel der adjuvanten, postoperativen Chemotherapie ist die Vernichtung von Mikrometastasen, die zu Rezidiven Anlaß geben könnten. Die adjuvante Chemotherapie wurde zunächst empirisch bei allen Patientinnen postoperativ eingesetzt. Nachdem man heute gut 10 Jahre Erfahrung mit der adjuvanten Chemotherapie hat, schälen sich erste Prognosefaktoren heraus, die abschätzen lassen, welche Gruppe von Patientinnen mit welchen Prognosemerkmalen besser oder weniger gut auf adjuvante Che-

Tabelle V. Prognostische Bedeutung der axillären Lymphknotenmetastasierung, bezogen auf kaudale, mediane, apikale Lymphknoten

	20-Jahres-Überlebensrate, %
Lymphknoten negativ	65
Lymphknoten positiv	
– nur kaudale Gruppe	38
– mediale Gruppe	31
– apikale Gruppe	11

Tabelle VI. Prognostische Bedeutung des Lymphknotenkapseldurchbruchs bei axillären Lymphknotenmetastasen [13]

	10-Jahres-Überlebensrate, %
Lymphknoten negativ	72
Lymphknoten positiv	
– ohne Kapselbefall	52
– mit Kapselbefall/Durchbruch	19

Tabelle VII. Prognosefaktoren für die Wirksamkeit einer adjuvanten Chemotherapie

Beste Ansprechraten zu erwarten bei
- prämenopausalen Patientinnen
- drei oder weniger axilläre Lymphknoten befallen
- voll dosierte Kombinationschemotherapie

Nur marginaler Therapieeffekt zu erwarten bei
- postmenopausalen Patientinnen
- vier und mehr befallenen Lymphknoten
- Dosisreduktion der Zytostatika

Kein Therapieeffekt zu erwarten bei
- Befall von mehr als 10 (in einzelnen Studien 7) Lymphknoten
- Dosisreduktion von Zytostatika unter ein kritisches Niveau

motherapie anspricht. In Tabelle VII sind diese Faktoren zusammengefaßt.

Bekanntlich entsprechen die Ergebnisse der adjuvanten Chemotherapie heute nicht den Erwartungen von gestern. Eine Verbesserung dieser
Therapieform erwartet man weniger von der Entwicklung neuer Therapien als von der besseren Erforschung biologischer Variablen, die eine
Chemotherapieresistenz im Stadium der Mikrometastasierung bedingen.
Besonderes Augenmerk wird hierbei auf die polyklonale Heterogenität
von Tumoren gelegt [8, 17].

Tabelle VIII. Klinisch relevante Prognosegruppen metastasierender Mammakarzinome. Liegen mindestens eines der ersten vier oder zwei der übrigen ungünstigen Prognosemerkmale
vor, ist die Prognose in der Regel als ungünstig anzusehen

Relativ günstige Prognose	Relativ ungünstige Prognose
1. ER +, PGR +	1. Rezeptoren negativ
2. Metastasierungstyp: lokal, Weichteile Knochen ipsilat. Pleuraerguß	2. Gemischte oder viszerale Metastasierung (z. B. Leber-Hirn-Metastasen)
3. Langsames Tumorwachstum	3. Rasches Tumorwachstum
4. Tubuläres Mamma-Ca mucinöses Mamma-Ca papilläres Mamma-Ca medulläres Mamma-Ca	4. Inflammatorisches Mamma-Ca
5. Freies Intervall > 2 J.	5. Freies Intervall < 2 J.
6. Menopausenstatus: > 5 J. Postmenopause Prämenopause	6. Menopause bis 5 J. Postmenopause
7. Guter Allgemeinzustand, ambulant (Karnofsky-Index > 70)	7. Schlechter Allgemeinzustand besond. Gewichtsverlust, Fieber, Bettlägerigkeit
8. Laborwerte normal	8. BKS sehr hoch, Panzytopenie Hyperprolaktinämie
9. Kein familiäres Mamma-Ca	9. Familiäres Mamma-Ca
10. Keine Vorbehandlung mit Hormon/ Chemotherapie oder Hormonbehandlung mit Remission, Ansprechen auf vorangegangene Therapie	10. Vorbehandlung mit Hormon/Chemotherapie, Hormonbehandlung ohne Erfolg, ausgedehnte Vorbestrahlung, kein Ansprechen auf vorangegangene Therapie

ER+   = Östrogenrezeptoren über 10 fmol/mg
PgR+   = Progesteronrezeptoren über 10 fmol/mg [nach *Wander* et al. 1984]

Prognostische Faktoren im Spätstadium der Mammakarzinome

Im metastasierenden Spätstadium will man von der Erhebung von Prognosefaktoren vor allem Aufschluß darüber erhalten, welche der beiden zur Verfügung stehenden medikamentösen Therapieformen, Hormone oder Zytostatika, primär zum Einsatz kommen sollen. Entsprechend hat es sich aus Gründen einer therapeutischen Pragmatik bewährt, bei metastasierenden Mammakarzinomen zwei wesentliche Prognosegruppen zu unterscheiden, eine relativ günstige neben einer prognostisch relativ ungünstigen (Tab. VIII). Zur günstigen Gruppe gehören vor allem die hormonempfindlichen Tumoren, weswegen hier auch mit einer Hormontherapie begonnen wird. Demgegenüber wird die primäre Zytostatikatherapie an prognostisch ungünstigen, relativ hormonresistenten Gruppen vorbehalten.

Im folgenden soll die Bedeutung der wichtigsten Prognosefaktoren im Spätstadium kurz in Anlehnung an frühere Mitteilungen [15, 18] zusammengefaßt werden.

Rezeptorstatus

Bezüglich der Hormontherapie ist der Rezeptorstatus der wesentlichste Prognosefaktor. Rezeptoren müssen routinemäßig schon bei der Primärbehandlung, geschah dies nicht, wenn möglich aus Metastasenbiopsien bestimmt werden. Rezeptornegative Tumoren sprechen praktisch nicht auf eine Hormontherapie an. Je höher der Rezeptorgehalt – gemessen in Femtomol/mg Protein – ist, um so höher ist auch die Remissionsrate unter Hormontherapie (Tab. IX). Wählt man nur solche Patientinnen

Tabelle IX. Beziehung zwischen Östrogenrezeptorgehalt des Tumors und Ansprechen auf Hormontherapie

Rezeptor-Gehalt	Ansprechen
< 10 fmol	9 %
< 20 fmol	30 %
< 50 fmol	63 %
> 50 fmol	77 %

mit bekanntem Rezeptorstatus und nach erfolgreicher Hormon- oder Chemotherapie aus, ergeben sich günstigere Verlaufsformen für die rezeptorpositiven Fälle (Abb. 7) [21].

Metastasierungstyp

Die prognostische Bedeutung des Metastasierungstyps ist schon seit längerer Zeit bekannt. Eine Gegenüberstellung des prognostisch günstigen, monotopen mit dem gemischt ossär viszeralen Metastasierungstyp (Abb. 8) läßt jedoch den Schluß zu, daß sich mit den heutigen therapeutischen Möglichkeiten der Zytostatikabehandlung die Prognose der Mammakarzinome, was die Überlebenszeit anbelangt, nur in den ersten 2 Jahren ab Therapiebeginn entscheidend verbessern läßt.

Freies Intervall, Wachstumsgeschwindigkeit

Das Intervall zwischen Primärtherapie bzw. Diagnosestellung und dem Auftreten von Metastasen ist ein Indikator für die Wachstumsgeschwindigkeit des Tumors. Das freie Intervall ist allerdings nur für die

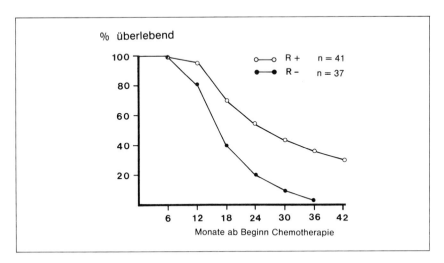

Abb. 7. Beziehung zwischen Rezeptorstatus und Verlauf ab Beginn Chemotherapie für Patientinnen mit rezeptorpositiven und rezeptornegativen Tumoren in Remission.

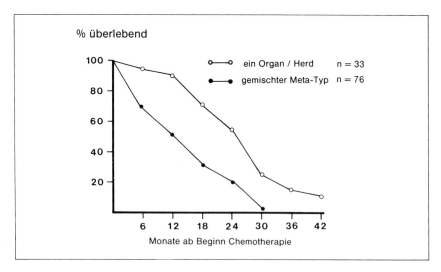

Abb. 8. Beziehung zwischen Metastasierungstyp und Verlauf ab Beginn Chemotherapie.

Hormontherapie von prognostischer Bedeutung. In der Analyse des eigenen Krankengutes hat das freie Intervall bezüglich Ergebnissen der Zytostatikatherapie keine signifikante Bedeutung mehr. Die Erklärung hierfür ist, daß durch die intensive Zytostatikatherapie nur die Prognose der spontan ungünstig verlaufenden Fälle verbessert und derjenigen der spontan günstigeren Verlaufsform angepaßt wird, während die Prognose der spontan günstig verlaufenden Mammakarzinome nicht in dem gleichen Maße verbessert werden konnte.

Menopausenstatus

In früheren Serien findet man noch den Menopausenstatus – prämenopausal versus postmenopausal – als prognostisch relevant angegeben. Heute wissen wir, daß das Menopausenalter selbst keine eigene prognostische Bedeutung besitzt. Eine Ausnahme macht nur die Patientinnengruppe, die in den ersten fünf Jahren nach Sistieren der Regelblutung ihr primäres und metastasierendes Mammakarzinom entwickelt (perimenopausales Mammakarzinom). Diese Patientinnen haben eine durchwegs etwas ungünstigere Prognose. Ansonsten ist der Menopausenstatus irrele-

vant. Daß die Prognose der Patientinnen mit prämenopausalem Mammakarzinom insgesamt schlechter ist als die der postmenopausalen Patientinnen, hat nichts mit dem Menopausenalter an sich zu tun, sondern mit der
Tatsache, daß prognostisch ungünstige Konstellationen, insbesondere Rezeptornegativität, rasches Tumorwachstum, familiäres Vorkommen etc. in
der Prämenopause häufiger anzutreffen sind. Postmenopausal (mehr als 5
Jahre) steigt der Prozentsatz rezeptorpositiver Tumoren an. Am selten-
sten werden hoch rezeptorpositive Tumoren innerhalb von 5 Jahren nach
der letzten Regelblutung sowie beim familiären und inflammatorischen
Mammakarzinom gefunden.

Ansprechen auf Systemtherapie, familiäres Mammakarzinom

Die Art des Ansprechens auf eine Systemtherapie – Remission, No
Change oder Progression – selbst gilt ebenfalls, wie lange bekannt, als
Prognosefaktor. Patientinnen mit Remission leben im Durchschnitt zwölf
Monate länger als solche mit therapierefraktären Tumoren (Abb. 9). Al-
lerdings gehen in diese Auswertung zahlreiche weitere Prognosefaktoren

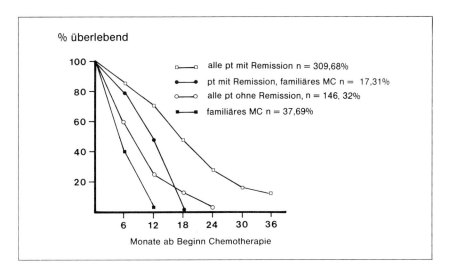

Abb. 9. Beziehung zwischen Therapieerfolg und Verlauf ab Beginn Chemotherapie.
pt   = Patient
MC = Mammakarzinom.

mit ein. Hervorzuheben ist in diesem Zusammenhang der ungünstige Verlauf familiärer Mammakarzinome: Es liegen nicht nur die Remissionsraten niedriger, sondern auch die mittleren Remissionsdauern und somit Überlebenszeiten [15].

Kombination von Prognosefaktoren, familiäres Mammakarzinom

Ein Krankengut läßt sich nun in sehr viele kleine Untergruppen aufschlüsseln, wenn man verschiedene Prognosefaktoren kombiniert betrachtet. In Abbildung 10 werden Verläufe der prognostisch günstigsten

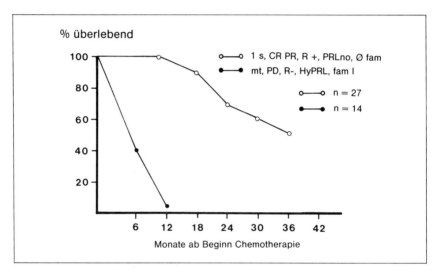

Abb. 10. Beziehung zwischen der Kombination multiple Prognosefaktoren und Verlauf ab Beginn Chemotherapie;

ls	= 1 Organ/Herd befallen
CR	= komplette Remission
PR	= partielle Remission
R+	= rezeptorpositiv
PRLno	= Plasmaprolaktinwerte normal
0 fam	= kein familiäres Mammakarzinom
mt	= gemischter Metastasierungstyp
PD	= Krankheitsprogredienz
R−	= rezeptornegativ
HyPRL	= Hyperprolaktinämie
fam 1	= Mutter-Tochter-familiäres Mammakarzinom.

den prognostisch ungünstigsten Prognosegruppen gegenübergestellt. Familiäres Mammakarzinom und Hyperprolaktinämie weisen hier auf die mögliche Existenz einer genetisch fixierten endokrinen Regulationsstörung beim Mammakarzinom hin [10].

Prognosefaktoren im Terminalstadium

Die Definition des Terminalstadiums der Mammakarzinome ist wiederum, wie die des Früh- und Spätstadiums, arbiträr: Es ist die Phase der letzten therapeutisch nicht mehr beeinflußbaren, mit dem Tode endenden Krankheitsprogredienz.

Es ist noch nicht bekannt, welche Faktoren in diesem Stadium eine Hormon- oder Zytostatikaresistenz bedingen, oder ob im Terminalstadium doch von einem Versagen letzter Abwehrmöglichkeiten des Organismus bzw. einer Autonomie des Tumors gesprochen werden darf.

In eigenen Untersuchungen haben wir Hinweise gewonnen, daß Prolaktin im Spätstadium, besonders aber im Terminalstadium der Mammakarzinome, ein Schlüsselhormon zu sein scheint, ähnlich wie Östrogen im Frühstadium. Mammakarzinome von Patientinnen mit Hyperprolaktinämie sind häufiger als normoprolaktinämische chemotherapieresistent [16]. Weitere Untersuchungen [9, 10] ergaben folgende Befunde:

– Hyperprolaktinämien finden sich nicht bei Patientinnen mit gutartigen Brustveränderungen oder in Mammakarzinomfrühstadien, sondern nur im metastasierenden Krankheitsstadium.

– Patientinnen, die irgendwann nach der Operation eine Hyperprolaktinämie entwickeln, weisen eine ungünstigere Prognose auf als Patientinnen mit sogenanntem normoprolaktinämischem Mammakarzinom (Abb. 11).

– Eine Hyperprolaktinämie ist in der Regel mit einer Progredienz des Mammakarzinoms assoziiert. Bei Patientinnen in Remission ist eine sich ausbreitende Hyperprolaktinämie früher Indikator eines inzipienten Rezidivs.

– Chemotherapie- und Hormontherapieergebnisse sind bei Hyperprolaktinämie schlechter als bei Normoprolaktinämie [1, 3, 20].

– Führt eine Chemotherapie zum Erfolg, normalisieren sich ebenfalls Prolaktinspiegel.

– Bei Patientinnen mit Hyperprolaktinämie ist das Prolaktin durch Bromocriptin oder Metergolin leicht supprimierbar. Dies spricht für eine

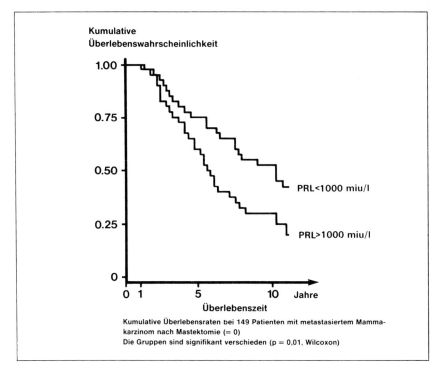

Abb. 11. Beziehung zwischen Hyperprolaktinämie im Verlauf der Tumorerkrankung und Prognose ab Operation.

hypophysär regulierbare Prolaktinherkunft und gegen eine autonome Prolaktinsekretion durch den Tumor selbst.

Wie es bei metastasierenden progredienten Mammakarzinomen zur Hyperprolaktinämie kommt, ist noch nicht geklärt. Sie ist jedenfalls nicht medikamentös bedingt. Nach gegenwärtiger Auffassung scheint sich im Terminalstadium des Mammakarzinoms folgender circulus vitiosus zu entwickeln: Tumorproliferation, Bildung von BPF (breast cancer prolactinogenic factor), Hyperprolaktinämie, Tumorstimulation. Daß eine Tumorstimulation durch Prolaktin angenommen werden darf, zeigen nicht nur die fulminanten Verläufe hyperprolaktinämischer Mammakarzinome, sondern auch in-vitro-Daten: Prolaktin-rezeptorpositive Mammakarzinome lassen sich in vitro durch Prolaktinzugabe zum Wachstum anregen [14].

Schlußfolgerungen

Im Laufe der Entwicklung von Mammakarzinomen scheint es zwei entscheidende Stufen zu geben: Der Übergang vom lokalen Tumor im Frühstadium zum metastatischen und von diesem Spätstadium, in welchem das Tumorwachstum noch kontrollierbar ist, hinüber zum unkontrollierbaren autonomen Wachstum im Terminalstadium.

Diese Unterscheidung erscheint aus mehreren Gründen berechtigt:

– Es sind immer wieder andere Prognosefaktoren, die den Verlauf der Mammakarzinome in den verschiedenen Krankheitsstadien beeinflussen.

– Prognosefaktoren im Frühstadium, vor allem der Lymphknotenbefall, verlieren ihre prognostische Bedeutung im Spätstadium. Prognosefaktoren im Spätstadium, wie z. B. der Rezeptorstatus, besitzen keine Relevanz mehr für den Verlauf im Terminalstadium.

– Reversibilität der Erkrankung (Heilungsmöglichkeit) ist im Frühstadium gegeben, nicht im Spät- oder Terminalstadium.

– Die Chemo- oder Hormontherapie ist in der Spätphase wirksamer als in der Frühphase und unwirksam in der Terminalphase des Mammakarzinoms.

– Die im Frühstadium noch mögliche Unterscheidung von prognostisch günstigen von prognostisch ungünstigen Mammakarzinomen wird im späteren Stadium mehr und mehr verwischt.

Man hat noch keine genaue Erklärung, was biologisch betrachtet mit dem Tumor oder Wirt in diesen Umschaltphasen vor sich geht. Die Vorstellung, daß der Körper lange Zeit eine effektive Abwehrleistung erbringt und das Angehen von Metastasen verhindert, dann aber abwehrgeschwächt wird und die Metastasierung zuläßt, ist zwar ausgesprochen attraktiv, aber nicht belegt. In der Frühphase der Erkrankung konnte man keinerlei hormonale oder immunologische Störungen nachweisen. Auch zahlreiche Versuche, in Spätstadien derartige Abwehrschwächen zu finden, schlugen fehl. Einzig die neuen Ergebnisse der Prolaktinbestimmungen im Terminalstadium geben gewisse Hinweise, daß doch Faktoren existieren müssen, die den Verlauf der Mammakarzinome über die ganze Krankheitsphase hin regulieren. Derartige übergeordnete hypophysäre oder hypothalamische Regelmechanismen auf neuroendokriner Ebene wurden bisher jedoch noch nicht untersucht. Denkbar wäre, daß Mammakarzinome im Laufe des Wachstums zunehmend Faktoren produzieren, die solche Regelmechanismen verändern.

In jedem Stadium der Erkrankung wird aber nicht nur der Spontanverlauf des Mammakarzinoms, sondern auch das Ergebnis einer Therapie
durch prognostische Faktoren beeinflußt. Die Erhebung solcher prognostischer Faktoren bildet deswegen heute einen wichtigen Bestandteil eines
jeden Therapieentscheids insofern, als durch die Konstellation von Prognosefaktoren im Einzelfall ein zunächst schematisch vorgegebenes Therapiekonzept der individuellen Krankheitssituation einer jeden Patientin
angepaßt werden kann.

Zusammenfassung

Der Begriff Mammakarzinom umfaßt eine Gruppe von Tumoren, die zwar einen ge-
meinsamen Ursprungsort haben, sich aber bezüglich Spontanverlauf, metastatischem Verhalten, endokriner Abhängigkeit und Therapieempfindlichkeit stark unterscheiden. Diese
Unterschiede sind zum Teil in sogenannten Prognosefaktoren faßbar, woraus sich diagnostische und therapeutische Konsequenzen ergeben. Im Krankheitsverlauf der Mammakarzinome lassen sich drei Phasen unterscheiden. Im Frühstadium ist Heilung durch Operation und
unter Strahlentherapie möglich. Im Spätstadium ist die Krankheit nur noch durch Medikamente zur Rückbildung, aber nicht mehr zur Heilung zu bringen. Im Terminalstadium ist die
Krankheit absolut therapierefraktär. Diesen Stadien sind unterschiedliche Prognosefaktoren
zuzuordnen, die Aussagen über den mutmaßlichen Verlauf und das zu erwartende Ergebnis
einer gegebenen Therapie zulassen. Prognosefaktoren weisen auf eine enge Wechselwirkung
zwischen Wirt und Tumor hin. Die Bedeutung einzelner Faktoren für die Praxis der Mamma-
karzinomdiagnostik und -therapie wird erläutert.

Literatur

1   Aldinger, K.: THS and prolactin levels in breast cancer. Archs intern. Med. *138:* 1638–
    1641 (1978).
2   Attiyeh, F. F.; Jensen, M.; Huvos, A. G.; Fracchia, A.: Axillary micrometastasis and
    macrometastasis in carcinoma of the breast. Surgery Gynec. Obstet. *144:* 839–842
    (1977).
3   Dowsett, M.; McGarrick, G. E.; Harris, A. L.; Coombes, R. C.; Smith, I. E.; Jeffcoate,
    S. L.: Prognostic significance of serum prolactin levels in advanced breast cancer. Brit.
    J. Cancer *47:* 763–769 (1983).
4   Fisher, B.; Redmond, C.; Fisher, E. R. and participating NSABP investigators: The
    contribution of recent NSABP clinical trials of primary breast cancer therapy to an
    understanding of tumor biology – An overview of findings. Cancer *46:* 1009–1025
    (1980).
5   Fisher, B.; Bauer, M.; Wickerham, D. L.; Redmond, C. K.; Fisher, E. R. and other
    participating NSABP investigators: Relation of number of positive axillary nodes to the

prognosis of patients with primary breast cancer – An NSABP update. Cancer 52: 1551–1557 (1983).

6   Fisher, E. R.; Palekar, A.; Rockett, H.; Redmond, C.; Fisher, B.: Pathologic findings from the NSABP (Protocol no. 4) V. Significance of axillary nodal micro- and macro-metastases. Cancer 42: 2032–2038 (1978).

7   Haybittle, J. L.; Blamey, R. W.; Elston, C. W.; Johnson, J.; Doyle, P. J.; Campell, F. C.; Nicholson, R. I.; Griffiths, K. A.: Prognostic index in primary breast cancer. Br. J. Cancer 45: 361–366 (1982).

8   Heppner, G. H.: Tumor heterogeneity. Cancer Res. 44: 2259–2265 (1984).

9   Holtkamp, W.; Heyden, D. von; Rauschecker, H.; Nagel, G. A.: Plasma-Prolactin-Konzentrationen bei Mammakarzinomen in verschiedenen Stadien bei Mastopathie und anderen malignen Tumoren. Schweiz. med. Wschr. 113: 1513–1520 (1983).

10 Holtkamp, W.; Wander, H. E.; Rauschecker, H.; Nagel, G. A.: Hyperprolactinaemia as an indicator of progressive disease and poor prognosis in metastatic breast cancer. Int. J. Cancer 34: 323–328 (1984).

11a Huvos, A. G.; Hutter, R. V. P.; Berg, J. W.: Significance of axillary micrometastases and macrometastases in mammary cancer. Ann. Surg. 173: 44–46 (1971).

11b Kaufmann, M.: Biochemische prognostische Faktoren beim Mammakarzinom; in Kubli, Nagel, Kadach, Kaufmann (eds.), Neue Wege in der Brustkrebsbehandlung, Aktuelle Onkologie, vol. 8, pp. 46–61 (Zuckschwerdt, München 1983).

12 Lyss, A. P.; Loeb, V.: Chemotherapy of advanced breast cancer – A general survey. Cancer 53: 778–782 (1984).

13 Millis, R. R.: Histopathologische prognostische Faktoren beim Mammakarzinom; in Kubli, Nagel, Kadach, Kaufmann (eds.), Neue Wege in der Brustkrebsbehandlung, Aktuelle Onkologie, vol. 8, pp. 79–90 (Zuckschwerdt, München 1983).

14 Morgan, L.; Hobbs, J. R.: Prolactin receptors in human breast tumors. Proc. Soc. Endocrin: J. Endocr. 73: 170 (1977).

15 Nagel, G. A.; Holtkamp, W.; Wander, H.-E.: Biologische und klinische Prognosefak-toren metastasierender Mammakarzinome; in Kubli, Nagel, Kadach, Kaufmann (eds), Neue Wege in der Brustkrebsbehandlung, Aktuelle Onkologie, vol. 8, pp. 91–105 (Zuckschwerdt, München 1983).

16 Nagel, G. A.; Wander, H.-E.; Blossey, Ch.: Hyperprolactinämie beim metastasieren-den Mammakarzinom. Schweiz. med. Wschr. 111: 1977–1979 (1981).

17 Spremulli, E. N.; Dexter, D. L.: Human tumor cell heterogeneity and metastasis. J. Clin. Oncol. 8: 496–509 (1983).

18 Wander, H.-E.; Nagel, G. A.: In: Mammakarzinome – Vorsorge, Therapie, Nachsorge, Besondere Fragestellungen. (Zuckschwerdt, München 1984).

19 Wander, H.-E.; Nagel, G. A.: Biologie des Mammakarzinoms – ungelöste Fragen. Onkol. Forum Chemother. 2: 16–19 (1984).

20 Willis, K. J.; London, D. R.; Ward, H. W. C.; Butt, W. R.; Lynch, S. S.; Rudd, B. R.: Recurrent breast cancer treated with the anti-oestrogen tamoxifen: correlation bet-ween hormonal changes and clinical course. Br. med. J. i: 425–428 (1977).

21 Wittliff, J. L.: Steroid-hormone receptors in breast cancer. Cancer 53: 630–643 (1984).

Prof. Dr. med. G. Nagel, Dir. d. Abt. Hämatologie/Onkologie, Med. Univ.-Klinik Göttingen, Robert-Koch-Straße 40, D-3400 Göttingen (BRD)

Beitr. Onkol., vol. 22, pp. 44–54 (Karger, Basel 1985)

Über den Einfluß von Probeexzisionen wegen Karzinomen der Brustdrüse auf die Lebenserwartung

G. Stauch, A. Georgii

Pathologisches Institut der Medizinischen Hochschule Hannover, BRD

Einleitung

Es gibt zwei wesentliche Gründe, um eine Mastektomie verzögert, nämlich als zweiten Eingriff erst einige Tage nach einer diagnostischen Probeexzision durchzuführen. Der eine ist, daß im Krankenhaus keine ausreichende Möglichkeit besteht, entweder präoperativ durch Aspirationszytologien von Feinnadelpunktionen oder während der explorativen Operation im Schnellschnittverfahren über den Eingriff zu entscheiden. Der zweite Grund ist, erst mit dem Ergebnis einer optimal ausgeführten histologischen Beurteilung mit der Patientin selbst über eine tumorgerechte Operation zu sprechen [15].

Zahlreiche Argumente sind für und wider eine verzögerte, zweizeitige Operation angeführt worden [1, 4, 7, 14, 17, 18, 20, 30], und es wurde sogar erörtert, ob die diagnostische Feinnadelpunktion mit verzögerter Mastektomie ein Risiko für die Patienten bedeute [27]. Die entscheidende Frage dieser Diskussion ist, ob die Lebenserwartung von zweizeitig operierten Frauen schlechter ist als bei Frauen, die einzeitig, also unmittelbar nach der Probeexzision (PE), mastektomiert worden sind. Wenn die letzteren längere Überlebenszeiten hätten, dann müßte eine erhöhte Metastasierung durch das zweizeitige Operieren erwogen werden. Zahlreiche Untersuchungen sind zu dieser Frage vorgelegt worden, die alle in der Feststellung resultieren, eine verzögerte Mastektomie sei ohne Einfluß, solange sie innerhalb von etwa 8 Tagen nach der PE erfolge [10, 11, 13, 21, 28] (Tab. I). Die eigenen Erfahrungen zeigen, daß diese Angaben zwar grundsätzlich zunächst zutreffen, aber doch etwas genauer analysiert werden müssen. Bisher wurde nämlich weitgehend unbeachtet gelassen, daß der

Tabelle I. Literaturangaben der Überlebensraten nach einzeitig versus zweizeitig durchgeführter Operation wegen Karzinomen der Brustdrüse

Autoren	Referenz	Einzeitige OP		Zweizeitige OP	
		Ratio	%	Ratio	%
*Spratt und Donegan***	[28]	31/64	48	42/64	69
*Howard***	[12]	74/114	65	5/11	46
*Gregl und Thorwirth***	[10]	54/99	55	69/129	54
*Gregl und Thorwirth**	[10]	28/67	42	29/77	38
*Prechtel und Hallbauer***	[21]	68/96	72	82/129	64
Eigene Angaben (1985)*		66/141	52	60/126	52
Total		321/581	55	287/536	53

* 10-Jahres-Auswertung
** 5-Jahres-Auswertung

Residualtumor nach Probeexzision mit der Lebenserwartung der Patientinnen korreliert sein könnte [20]. Deshalb wird in dieser Arbeit

1) der Einfluß der Residualtumoren,

2) der Histopathologie der Primärtumoren und

3) der Malignitätsgrad auf die Lebenserwartung von ein- und zweizeitig operierten Patienten untersucht.

Material und Methode

Das Untersuchungsgut des Pathologie-Labors wurde rückblickend ausgewertet, wozu folgende Feststellungen getroffen und im Rechner dokumentiert worden sind:

1) Personaldaten.

2) Operierende Klinik und Arzt.

3) Ergebnis der PE nach makro- und histopathologischer Beurteilung.

4) Auswertung des Mastektomiepräparates in lamellierenden Untersuchungen und etwa 8 Entnahmeblöcken zur Feststellung von Tumorresten.

5) Messung der Tumorgröße in mm, durch Addition aus PE- und OP-Präparat.

6) Histologische Unterscheidung zwischen Tumorausläufern, Zweittumoren und unabhängigen, atypischen Epithelveränderungen.

7) Auswertung der axillären Operationspräparate mit Feststellung der infiltrierten gegenüber entnommenen Lymphknoten und Abgrenzung der Mikrometastasen.

8) Revisitation aller Fälle mit histologischer Klassifikation nach *Azzopardi* [3] und Graduierung der Differenzierung der Tumoren nach *Bloom und Richardson* [5].

9) Verlaufsauswertung durch Auswertung der Krankengeschichten, Befragung weiterbehandelnder Ärzte sowie der Standesämter.

10) Statistische Auswertung der nach Markierungsbelegen computergespeicherten Befunderhebungen mit dem sogenannten SPSS-Programm von *Nie* et al. [19].

Ergebnisse

Einfacher Vergleich

Für den Vergleich zwischen einmal und zweimal Operierten sind insgesamt 823 Karzinom-Patienten ausgewertet worden, die in den Jahren 1968–1977 operiert worden sind. 295 davon sind länger als 10 Jahre, 528 zwischen 5 und 10 Jahren, im Mittel 8,5 Jahre, beobachtet worden (Tab. II). 411 sind einzeitig, also aufgrund von Schnellschnittuntersuchungen während der Operation, mastektomiert worden. 65 sind ohne vorausgegangene PE sofort mastektomiert worden. 347 wurden zweizeitig operiert, die Dauer zwischen PE und OP betrug im Mittel 6 Tage; sie streut zwischen 1 und 28 Tagen, wobei sich für die Überlebenszeit keine Unterschiede erfassen lassen, die von dieser Verzögerung abhängen würden.

Die Auswertung von 267 länger als 10 Jahre beobachteten Patienten zeigt keinerlei Unterschiede zwischen ein- und zweizeitiger Operation, auch wenn nach rezidivfreiem oder Metastasen-belastetem Leben oder zwischen Tod durch Tumor oder durch andere Ursachen aufgegliedert wird (Tab. III). Dies gilt für Patienten ohne nodale Metastasen in der Axilla ebenso wie für jene, die axilläre Metastasen haben und wesentlich kürzer leben.

Residualtumoren

Reste eines Karzinoms, das durch die PE nur unvollständig entfernt worden ist, wurden in den Operationspräparaten der Mastektomie bei über 40 % von 491 Patientinnen festgestellt. Die Aufgliederung zeigt, daß die vollständig exzidierten Tumorknoten erheblich kleiner gewesen sind als die unvollständig entfernten, was im Mittel 19,3 gegenüber 27,5 bedeutet. Die größeren Tumoren sind also seltener vollständig exzidiert worden. Dagegen scheint unerheblich zu sein, ob der Eingriff als reine PE oder als Exzision für Schnellschnittuntersuchung mit unmittelbarer Mastektomie durchgeführt worden ist (Tab. IV). Frauen, bei denen ein Residu-

Tabelle II. Untersuchungsgut eigener Fälle nach ein- oder zweizeitigem Operieren, als verzögerter Mastektomie, die in den Jahren 1968–1977 wegen Karzinom der Brustdrüse durchgeführt worden sind

Mastektomie	Beobachtungzeit		Zusammen
	bis 10 Jahre	über 10 Jahre	
Einzeitig	141	270	411
Zweizeitig	126	221	347
Ohne PE abgesetzt	28	37	65
Patientenzahlen	295	528	823

Tabelle III. Prozentuale Überlebensraten, aufgegliedert nach Leben mit oder ohne Metastasen und nach Tod durch das Karzinom bei 267 Frauen nach über 10 Jahren Beobachtungszeit

Verlauf	Einzeitige ME		Zweizeitige ME	
	Ratio	%	Ratio	%
Lebend insgesamt*	66/141	52*	60/126	52
Lebend tumorfrei	55/141	39	49/126	39
Lebend mit Metastasen	11/141	8	8/126	6
Durch Ca gestorben	62/141	44	55/126	44
Durch andere Ursachen gestorben	13/141	9	14/126	11

* korrigierte Prozentzahl, weil die nicht durch Karzinom bedingten Todesfälle weggelassen worden sind

Tabelle IV. Residualtumoren nach unvollständiger Exzision, aufgegliedert nach ein- und zweizeitigem Operieren: Die größeren Tumoren wurden seltener vollständig exzidiert. 491 Fälle, auf die die Prozentwerte bezogen sind

Operation	Vollständige PE			Unvollständige PE		
	n	%	mm	n	%	mm
Einzeitig	153	56,7	18,7	117	43,3	29,4
Zweizeitig	128	57,9	20,1	93	42,1	24,8
Total	281	57,2	19,3	210	42,7	27,5

Tabelle V. Prozentuale Überlebensraten nach vollständiger gegenüber unvollständiger PE, verglichen bei ein- und zweizeitigem Operieren, bei Frauen mit und ohne axilläre Lymphknotenmetastasen bei insgesamt 491 Fällen

Qualität der PE Mastektomie	Vollständig		Unvollständig	
	einzeitig	zweizeitig	einzeitig	zweizeitig
5-Jahres-ÜLR				
ohne Metastasen	81,5	80,4	70,6	80,9
mit Metastasen	54	56,6	41,4	48,8
10-Jahres-ÜLR				
ohne Metastasen	73,5	76,2	55,0	74,1
mit Metastasen	48,3	49,5	16,1	20,9

altumor gefunden worden ist, sind früher gestorben als die, deren Tumor durch Probeexstirpation vollständig entfernt werden konnte. Die prozentualen Überlebensraten unterscheiden sich aber bei zweizeitig operierten Frauen kaum (Tab. V). Nur bei den einzeitig Operierten sind Unterschiede der Lebenserwartung deutlich und werden besonders nach 10jähriger Auswertung hochsignifikant (Tab. V). Dann werden auch bei einzeitig Operierten die Unterschiede stärker und sind hochsignifikant bei Patienten mit Metastasen.

Tumorklassifikation

Eine histopathologische Klassifikation der Tumoren wurde in 437 auswertbaren Fällen in Anlehnung an die WHO-Gliederung gemacht. Die prozentuale Überlebensrate ist bei zweizeitig Operierten nicht von der sofortigen Mastektomie zu unterscheiden. Eine Aufgliederung nach Fällen mit Residualtumoren im Operationspräparat zeigt keine Unterschiede für die kleinzelligen und großzelligen Tumorgruppen. Nur in der Gruppe der nicht-anderweitig-spezifizierten – NOS – Karzinome finden sich erkennbare Unterschiede der Lebenserwartung, die nach mehr als 10jähriger Beobachtungszeit signifikant ($p < 0,05$) werden (Tab. VI). Diese große Gruppe der Tumoren (47,8%) hat ohnehin die schlechteste Lebenserwartung aller Karzinomarten. Die auch gering erscheinende Le-

Tabelle VI. Histopathologische Klassifikation der Karzinome und deren Korrelation zur prozentualen Überlebensrate von 437 Patientinnen nach 5- und 10jähriger Auswertung

Histopathologie	n	Alter	Beobachtungszeit			
			5 Jahre		10 Jahre	
			vollst.	unvollst.	vollst.	unvollst.
Kleinzellige						
lobulär	85	58	86	90	86	75
kolloid	11	65	67	50	50	50
tubulär	25	58	94	78	94	78
cribriform	62	56	89	86	72	75
NOS	209	58	59	44	52	20
Großzellige						
komedo	29	52	73	79	73	58
medullär	16	55	92	100	92	0
Total	437	56	74	64	69	45

benserwartung der Gruppe von Kolloid-Karzinomen in der Sparte der kleinzelligen Tumoren ist durch den um 7 Jahre höheren Median des Lebensalters beeinflußt.

Malignitätsgrad

Eine histologische Graduierung der Tumorpräparate ist in 203 ausgewerteten Fällen durchgeführt worden; darin sind keine medullären Karzinome enthalten, weil sie sich nicht sinnvoll graduieren lassen. Der Vergleich von einzeitig gegenüber zweizeitig operierten Patienten ergibt keine Unterschiede der medianen Lebenserwartung. Dagegen zeigen sich Unterschiede, wenn die Patienten mit Residualtumoren denen gegenübergestellt werden, deren Tumor durch die PE vollständig entfernt worden ist (Tab. VII).

Beim Malignitätsgrad I ist in der Gruppe ohne nodale Metastasen kein Unterschied gegeben, während er bei nodaler Metastasierung deutlich ist. Beim Malignitätsgrad II sind gewisse Unterschiede in beiden

Tabelle VII. Malignitätsgrad und mediane Überlebenszeit korreliert zur Vollständigkeit der Exzision und zur axillär-nodalen Metastasierung bei 203 über 10 Jahre ausgewerteten Fällen

Malignitäts-grad	Ohne nodale Metastasen				Mit nodalen Metastasen			
	vollständ. PE		unvollständ. PE		vollständ. PE		unvollständ. PE	
	n	ÜLZ	n	ÜLZ	n	ÜLZ	n	ÜLZ
I	148	10,0	74	10,0	23	9,0	20	6,6
II	36	10,0	25	8,6	3	8,0	7	7,3
III	19	9,0	19	2,0	6	4,0	6	5,0

Gruppen gegeben, und bei Grad-III-Tumoren sind sie ohne Metastasen hochsignifikant, verlieren sich oder kehren sich sogar um, wenn Metastasen bestanden haben (Tab. VII). Letzteres dürfte durch die stark reduzierte Überlebenszeit und die kleinen Fallzahlen zu verstehen sein.

Zusammengefaßt bedeuten die Ergebnisse, daß die unvollständige Tumorentfernung mit der abnehmenden Differenzierung der Tumoren korreliert sein dürfte.

Diskussion

Die Ergebnisse bestätigen zunächst die alten Befunde, daß eine vorgezogene PE mit einem zweiten, verzögert durchgeführten Eingriff der Mastektomie keinen Nachteil gegenüber Patienten bringt, denen in einer Operation die PE und Mastektomie zugemutet werden. Damit wird der Bericht von *Prechtel und Hallbauer* [21] erweitert, weil weder nach längerer Beobachtungszeit, nämlich 10 statt 5 Jahren, noch bei besserer Aufgliederung, nämlich nach Tumor-unabhängigen Todesfällen oder Metastasen-freiem Intervall, Nachteile für zweizeitig operierte Frauen erkennbar werden. Damit werden auch die anderen bisher vorliegenden Arbeiten bestätigt und erweitert [10, 12, 28].

Zu unseren Untersuchungen wird darüber hinaus der Begriff der Residualtumoren eingeführt. Frauen mit Resttumoren nach vorausgegangener PE haben insgesamt eine schlechtere Lebenserwartung, was bisher nicht sicher gewesen ist. Zwar gibt es zwei alte Mitteilungen, die an einen solchen Zusammenhang denken lassen [20, 28], während eine andere, auf wenige Fälle gestützte Mitteilung keine Unterschiede fand [13]. Dazu gibt

es noch Hinweise aufgrund höherer Patientenzahlen, was aber nicht eindeutig auf adäquate Untersuchungen und Kontrollen der pathologisch-
anatomischen Präparate gestützt wird [10]. In der Aufgliederung der eigenen Fälle lassen sich bei Residualtumoren und zweizeitigem Operieren
erst dann Unterschiede erkennen, wenn nodale Metastasen bei den Patienten vorliegen. Auch die vergleichende Einbeziehung der histopathologischen Klassifikation zeigt nur bei den mittelgroßen, nicht-anderweitig-
spezifizierten (not otherwise specified, NOS) Karzinomen Unterschiede
zwischen vollständiger und unvollständiger PE (Tab. VI). Bei Einbeziehung des Malignitätsgrades in diese Vergleiche ist mit zunehmendem Differenzierungsverlust eine unvollständige Tumorexzision korreliert, was wiederum mit einer schlechteren Lebenserwartung in Wechselbeziehung steht.

In den bisherigen, oben erwähnten Berichten über den Einfluß einer
verzögerten Mastektomie wurde gefolgert, daß im Zeitintervall zwischen
PE und Mastektomie keine wesentliche Metastasierung verursacht worden sein kann. Die Einbeziehung unserer Ergebnisse bei Patienten mit
Residualtumoren müssen zu gegensätzlichen Überlegungen führen, weil
bei Residualtumoren eine wesentlich stärkere Öffnung von Gefäßen und
damit Verschleppung von Tumorzellen angenommen werden muß. Es
drängt sich deshalb auf, eine operativ induzierte Metastasierung als Erklärung einer schlechteren Lebenserwartung zu erwägen.

Das darf aus zwei Gründen nicht einfach angenommen werden. Der
eine ist, daß die Unterschiede nur bei Patienten mit nodalen Metastasen
der Axilla wirklich überzeugend sind (Tab. V). Der andere Grund ist, daß
der Differenzierungsverlust der Karzinome, ausgedrückt in ihrer histologischen Klassifikation, als Malignitätsgrad und als Größe der Tumorknoten mit der unvollständigen Tumorexzision korreliert ist. Beide Feststellungen bedeuten einen klaren Zusammenhang von fortgeschrittenem,
nämlich entdifferenziertem und metastasiertem Tumor zur unvollständigen Probeexzision.

Die prognostische Abhängigkeit der Lebenserwartung von der axillären Metastasierung der Karzinome ist lange bekannt [9, 25, 26] und zur
Tumorgröße korreliert [8, 16]. Besonders *Koscielny* et al. [16] betonen,
daß die Primärtumoren ziemlich groß seien, bevor sie zur Metastasierung
führten. Andererseits gibt es einige Hinweise dafür, daß Tumoren der
Brust sehr frühzeitig systemisch streuen [6, 22, 31] und Metastasen deshalb vor der klinischen Ersterfassung der Tumoren angelegt sind [2, 23,
24, 32], womit die Erfolge einer adjuvanten Chemotherapie begründet
werden [29].

Bei dieser Unsicherheit des Wissens über den Zeitpunkt der Metastasierung, die die Lebenserwartung bestimmt, muß die Syntropie von Entdifferenzierung und unvollständiger Exzidierbarkeit von Tumoren besonders gewürdigt werden. Sie bedeutet nämlich, daß die statistische Korrelation aus Residualtumor und schlechterer Lebenserwartung lediglich die schlechtere Prognose der fortgeschrittenen Tumoren widerspiegelt. Deshalb kann die Vorstellung, daß stärker entdifferenzierte und axillär metastasierte Tumoren durch operative Gefäßöffnungen und abhängige Zellverschleppungen zusätzlich metastasieren würden, derzeit kaum überzeugend begründet werden.

Zusammenfassung

An 800 Patienten wird gezeigt, daß ein zweimaliges Operieren von Karzinomen der Brustdrüse, nämlich Probeexzisionen viele Tage vor der Mastektomie, ohne statistisch erkennbaren Einfluß auf die Lebenserwartung ist. Erst wenn die Operationspräparate auf Reste des Karzinoms nach der Probeexzision untersucht werden, die bei über 40 % der Patienten gefunden werden, ergeben sich Korrelationen zur Lebenserwartung. Diese Korrelationen betreffen beide Verfahren, das ein- und zweimalige Operieren ohne Unterschiede. Frauen mit Resttumoren haben eine schlechtere Überlebenszeit, wenn nodale Metastasen in der Axilla gefunden worden sind, was an 491 Fällen gezeigt wird. Auch die Entdifferenzierung des Tumors, ausgedrückt in der Histopathologie und im Malignitätsgrad, korreliert mit der Häufigkeit von Residualtumoren und damit zur Lebenserwartung. Der sich aufdrängende Gedanke, eine operative Tumorgefäßdurchtrennung begünstige eine lebensverkürzende Zellverschleppung, kann wegen der Überschneidung von Differenzierungsverlust des Tumors mit der Unvollständigkeit der Tumorexzision derzeit nicht beantwortet werden.

Danksagung

Wir danken Professor *Majewski,* dem Direktor der Onkologischen Abteilung unserer Frauenklinik, und seinen Mitarbeitern für die Unterstützung und Zusammenarbeit. Unserem Dipl.-Physiker *Harald Choritz* verdanken wir die statistische Beratung.

Literatur

1   Abramson, D. J.: Delayed mastectomy after outpatient breast biopsy. Long-term survival study. Am. J. Surg. *132:* 596–598 (1976).
2   Ashikari, R.; Rosen, P. P.; Urban, J. A.; Senoo, T.: Breast cancer presenting as an axillary mass. Ann. Surg. *183:* 415–417 (1976).

3 Azzopardi, J. G.: Problems in breast pathology; in Bennington (ed.), Major problems in pathology, vol. 11, pp. 240–257 (Saunders, London, Philadelphia, Toronto 1979).

4 Baker, R. R.: Out-patient breast biopsies. Ann. Surg. *185:* 543–547 (1977).

5 Bloom, H. J. G.; Richardson, W. W.: Histological grading and prognosis in breast cancer. Br. J. Cancer *11:* 359–377 (1957).

6 Dearnaley, D. P.; Ormerod, M. G.; Sloane, J. P.; Lumley, H.; Irmie, S.; Jones, M.; Coombes, R. C.; Neville, A. M.: Detection of isolated mammary carcinoma cells in marrow of patients with primary breast cancer. J. Royal Soc. Med. *76:* 359–364 (1983).

7 Doberneck, R. C.: Breast biopsy. A study of cost-effectiveness. Ann. Surg. *192:* 152–156 (1980).

8 Fisher, B.; Slack, N. H.; Bross, I. D. J.: Cancer of the breast: size of neoplasm and prognosis. Cancer *24:* 1071–1080 (1969).

9 Fisher, E. R.; Palekar, A.; Rockette, H.; Redmond, C.; Fisher, B.: Pathologic findings from the National Surgical Adjuvant Breast Project (Protocol No. 4). V. Significance of axillary nodal micro- and macrometastases. Cancer *42:* 2032–2038 (1978).

10 Gregl, A.; Thorwirth, V.: Die Bedeutung der Biopsie für die Prognose des Mammakarzinoms. Dt. med. Wschr. *92:* 2160–2165 (1967).

11 Haagensen, C. D.: Diseases of the breast. (Saunders, Philadelphia, London 1957).

12 Howard, M. A.: In Jackson, Pitts, Biopsy with delayed radical mastectomy for carcinoma of the breast. Am. J. Surg. *98:* 187 (1959).

13 Hultborn, K. A.; Törnberg, B.: Mammary carcinoma. The biologic character of mammary carcinoma studies in 517 cases by a new a new form of malignancy grading. Acta radiol. (Stockholm) Suppl. *196* (1960).

14 Hunt, T. K.; Crass, R. A.: Breast biopsies on outpatients. Surgery Gynec. Obstet. *141:* 591–594 (1975).

15 Jackson, P. P.; Pitts, H. W.: Biopsy with delayed radical mastectomy for carcinoma of the breast. Am. J. Surg. *98:* 184–189 (1959).

16 Koscielny, S.; Tubiana, M.; Le, M. G.; Valleron, A. J.; Mouriesse, H.; Contesso, G.; Sarrazin, D.: Breast cancer: relationship between the size of the primary tumour and the probability of metastatic dissemination. Br. J. Cancer *49:* 709–715 (1984).

17 McKechnie, R. E.: In Jackson, Pitts, Biopsy with delayed radical mastectomy for carcinoma of the breast. Am. J. Surg. *98:* 187 (1959).

18 Meyer, H. W.: In Jackson, Pitts, Biopsy with delayed radical mastectomy for carcinoma of the breast. Am. J. Surg. *98:* 188 (1959).

19 Nie, M.; Bent, D. H.; Hull, C. H.: SPSS statistical package for the social science. (Mc Graw Hill Book Company, New York 1983).

20 Pierce, E. H.; Clagett, O. T.; McDonald, J. R.; Gage, R. P.: Biopsy of the breast followed by delayed radical mastectomy. Surgery Gynec. Obstet. *103:* 559–564 (1956).

21 Prechtel, K.; Hallbauer, M.: Ein Beitrag zur Prognose des Mammakarzinoms nach zweizeitiger Mastektomie. Geburtsh. Frauenheilk. *39:* 187–194 (1979).

22 Redding, W. H.; Coombes, R. C.; Monaghan, P.; Clink, H. M.; Imrie, S. F.; Dearnaley, D. P.; Ormerod, M. G.; Sloane, J. P.; Gazet, J. C.; Powles, T. J.; Neville, A. M.: Detection of micrometastases in patients with primary breast cancer. Lancet *ii:* 1271–1274 (1983).

23 Rosen, P. P.; Senie, R. T.; Schottenfeld, D.; Ashikari, R.: Non-invasive breast carcino-

ma: frequency of unsuspected invasion and implications for treatment. Ann. Surg. *189:* 377–382 (1979).

24   Rosen, P. P.: Axillary lymph node metastases in patients with occult non-invasive breast cancer. Cancer *46:* 1298–1306 (1980).

25   Rosen, P. P.; Saigo, P. E.; Braun, D. W.; Weathers, E.; Fracchia, A. A.; Kinne, D. W.: Axillary micro- and macrometastases in breast cancer. Ann. Surg. *194:* 585–591 (1981) a.

26   Rosen, P. P.; Saigo, P. E.; Braun, D. W.; Weathers, E.; Kinne, D. W.: Prognosis in stage II ($T_1N_1M_0$) breast cancer. Ann. Surg. *194:* 576–584 (1981) b.

27   Scanlon, E. F.: The case for and against two-step procedure for the surgical treatment of breast cancer. Cancer *53:* 677–680 (1984).

28   Spratt, J. S.; Donegan, W. L.: Cancer of the breast; in Spratt (ed.), Major problems in clinical surgery, vol. 5 (Saunders, Philadelphia, London 1967).

29   Editorial: Treatment of Cancer. Review of mortality results in randomised trials in early breast cancer. Lancet *ii:* 1205 (1984).

30   Walker, G. M.; Foster, R. S.; McKegney, F. P.: Breast biopsy. A comparison of outpatient and inpatient experience. Archs. Surg. *113:* 942–946 (1978).

31   Wells, C. A.; Heryet, A.; Brochier, J.; Gatter, K. C.; Mason, D. Y.: The immunocytochemical detection of axillary micrometastases in breast cancer. Br. J. Cancer *50:* 193–197 (1984).

32   Westbrook, K. C.; Gallager, H. S.: Breast carcinoma presenting as an axillary metastasis. Am. J. Surg. *122:* 607–612 (1971).

Prof. Dr. med. A. Georgii, Pathologisches Institut der Medizinischen Hochschule Hannover, Konstanty-Gutschow-Straße 8, D–3000 Hannover 61 (BRD)

Beitr. Onkol., vol. 22, pp. 55–67 (Karger, Basel 1985)

Ergebnis-Analyse brusterhaltender Primärtherapieverfahren im Vergleich zur klassischen Mammakarzinom-Chirurgie

J. R. Siewert

Chirurgische Klinik und Poliklinik der Technischen Universität München, BRD

Zur Frage, ob die limitierte Chirurgie beim kleinen Mammakarzinom vertretbar ist oder nicht, liegen Publikationen in großer Zahl vor. Auch auf der 4. Wissenschaftlichen Tagung der Deutschen Gesellschaft für Senologie in Heidelberg (1984) wurden weitere Zahlen vorgetragen. Dennoch fällt es immer noch schwer, ein klares Bild zu gewinnen, weil es sich bei den meisten der Publikationen nur um erste Erfahrungsberichte und nur im Ausnahmefall um prospektive oder gar kontrollierte Studien handelt.

Um die anstehende wichtige Frage aber zuverlässig beantworten zu können, müßten eigentlich die in den Tabellen I und II wiedergegebenen Voraussetzungen erfüllt sein. Wie die folgende Analyse zeigt, werden diese Voraussetzungen aber derzeit noch von keiner Studie in vollem Umfang erfüllt. Immerhin kommen einige wenige Studien ihnen nahe.

Ergebnisse der Heidelberger Tagung 1984

Die auf diesem Symposium vorgetragenen Erfahrungen umfassen meist nur kleine Zahlen und sind allesamt unkontrolliert. Darüber hinaus sind die Beobachtungszeiten derzeit noch relativ kurz. Die Zahlen im einzelnen sind in Tabelle III wiedergegeben. Die Umrechnung auf Ein-

Tabelle I. Mamma-Ca: Brusterhaltende Therapie
Forderungen an Studien (a)

- Prospektiv
- Kontrolliert
- Randomisiert
- Pat. Selektion (?) muß erkennbar sein

- Follow-up   > 10 J.
                 > 95%.

Tabelle II. Mamma-Ca: Brusterhaltende Therapie
Forderungen an Studien (b)

- Pathol. anat. Staging (PT + Axilla)
- Tumor-grading
- Hormon-Rezeptor
- Multizentrizität (?)
- Prognost. Faktoren (Pat.)

Ziel: Untergruppen-Bildung

Tabelle III. Limitierte Chirurgie beim kleinen Mammakarzinom

de Waal, Zander	(München)	91 Fälle in 10 J. (9/J.)
Thomsen	(Hamburg)	220 Fälle in 10 J. (22/J.)
Staffen	(Wien)	102 Fälle in 10 J. (10/J.)
Kubli	(Heidelberg)	174 Fälle in 8 J. (22/J.)

Ergebnisse, vorgetragen auf der 4. Wissenschaftlichen Tagung der Deutschen Gesellschaft für Senologie, Heidelberg 1984

griffe/Jahr macht klar, daß limitierte Chirurgie auch an diesen Kliniken nur an einem stark selektierten Krankengut ausgeführt wird. Die Zahlen zeigen aber, daß unter einer solchen strengen Indikation eine eingeschränkte Radikalität offenbar zu vertreten ist. Die Art der Selektion wird allerdings in den einzelnen Kliniken unterschiedlich gehandhabt und wird nicht immer ganz klar. Ähnliche Erfahrungsberichte finden sich auch in der Literatur. Allerdings hat der allergrößte Teil von ihnen den Vorteil, über längere Nachbeobachtungsperioden (mindestens 10 Jahre) zu verfü-

gen. Nur Studien, die über eine Mindestbeobachtungszeit von 10 Jahren
verfügen, sollen im folgenden berücksichtigt werden.

Studie Pierquin (Creteil)

Es handelt sich um eine retrospektive Studie, die in den Jahren 1961–
1982 durchgeführt wurde. Insgesamt gingen 900 Fälle in diese Studie ein.
Interessant für unsere Überlegungen sind die T1-Stadien (27 % des Ge-
samtkrankengutes), bei denen eine Lumpektomie mit Nachbestrahlung
(45 Gy Telekobalt + Boost) durchgeführt wurde. Für 126 Patienten liegen 10-Jahres-Ergebnisse vor. Danach betrug die 10-Jahres-krankheits-
freie Überlebensrate 65 %. In dieser Zeit wurden bei T1-Tumoren nur in
8 % lokoregionale Rezidive beobachtet. Eine simultan behandelte Kontrollgruppe liegt nicht vor. Interessant ist, daß die 10-Jahres-Überlebens-
rate für T2-Tumoren mit 64 % genauso gut war.

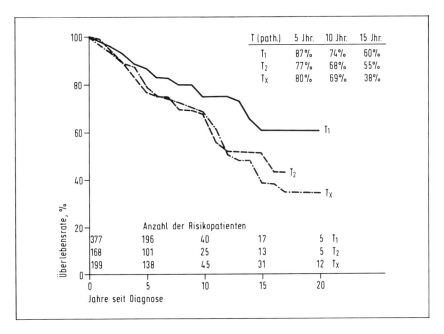

Abb. 1. Studie zur limitierten Chirurgie des Mammakarzinoms (PT<5 cm; N$_o$ – klinisches Staging) des Princess Margret Hospital Toronto. Es handelt sich um eine retrospektive,
unkontrollierte Studie (nach [4]).

Studie Clark (Princess Margaret Hospital – Toronto)

Auch hier handelt es sich um eine retrospektive Studie, die in den
Jahren 1958–1980 durchgeführt wurde. Insgesamt fanden 800 Patientinnen mit einem Mammakarzinom ohne klinischen Hinweis auf regionale
Lymphknotenmetastasen Aufnahme in die Studie. Für unsere Fragestellung interessant sind 177 Patienten, die ausschließlich mit einer Lumpektomie behandelt wurden. Dabei betrug die 10-Jahres-Überlebensrate für
T1-Tumoren 74%, die 15-Jahres-Überlebensquote 60% (siehe Abbildung 1). Eine Kontrollgruppe wurde nicht mitbehandelt.

Studie Osborne (Royal Marsden Hospital – London)

Es handelt sich ebenfalls um eine unkontrollierte, retrospektive Studie, die aber über 15-Jahres-Ergebnisse verfügt. Die Studie wurde in den

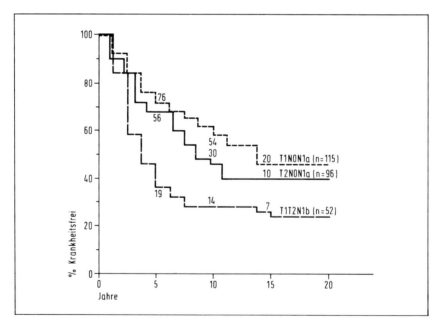

Abb. 2. Studie zur limitierten Chirurgie des kleinen Mammakarzinoms des Royal
Marsden Hospital London [6].

Jahren 1954–1969 durchgeführt [6]. Für unsere Fragestellung ist die Gruppe T1-NO interessant. Die krankheitsfreie Überlebenszeit ist in Abbildung 2 wiedergegeben.

Studie Calle (Institute Curie – Paris)

Wie alle bisher genannten ist auch dies eine retrospektive Studie, die über ein Mindest-follow-up von 10 Jahren verfügt. Die Kriterien sind etwas weiter als in den anderen Studien. Primärtumoren bis 7 cm Durchmesser, die nicht an der Brustwand fixiert waren, fanden Aufnahme in die Studie. Die Patienten wurden mit einer Lumpektomie und nachfolgender Bestrahlung behandelt, wenn der Tumor kleiner als 3 cm erschien. Von den 606 behandelten Patienten wurden 143 in der beschriebenen Weise mit Lumpektomie und Bestrahlung behandelt, die 10-Jahres-krankheitsfreie Überlebensrate betrug 78%. In 14% der Fälle entwickelte sich ein lokales Rezidiv.

Studie Amalric (Marseille)

Hierbei handelt es sich um das größte Krankengut, welches bislang veröffentlicht worden ist. In den Jahren 1960–1981 wurden von der Gruppe um *Amalric* [1] insgesamt 3786 Patienten konservativ bzw. limitiert chirurgisch behandelt. Während in den ersten Jahren nur ein klinisches Staging stattfand, wurde seit 1975 ein pathologisch-anatomisches Staging durchgeführt. Aus dem großen Krankengut stehen allerdings nur 274 Patienten mit einem einwandfreien Staging für die Auswertung unserer Frage zur Verfügung. Bei ihnen wurde eine Lumpektomie + Nachbestrahlung durchgeführt, der Primärtumor war in allen Fällen kleiner als 5 cm. Die 10-Jahres-krankheitsfreien Überlebensraten sind in Tabelle IV wiedergegeben. Auch bei dieser Studie handelt es sich um eine retrospektive und unkontrollierte Untersuchung.

Studie Hünig/Harder (Basel)

Ein Vorteil der Baseler Studie [3] ist, daß sie prospektiv angelegt ist und über ein exaktes pathologisch-anatomisches Staging verfügt. Bei allen

Tabelle IV. Studie zur limitierten Chirurgie beim kleinen Mammakarzinom (PT < 5 cm; N_o – klinisches Staging). Ausgeführt wurde die Tumorexstirpation plus Nachbestrahlung. Es handelt sich um eine teils retrospektive, teils prospektive, aber unkontrollierte Studie (nach [4])

Amalric et al. 1960–1981		Marseille n = 274 (n = 3786)
PT < 5 cm	Klin. N_o	~ Lumpektomie + ↙
seit 1975 path.anat.St.		~ Keilexzision
10 J. – NED		
T_1N_0	n = 111	81 %
T_1N_1	n = 28	79 %
T_2N_0	n = 84	71 %
T_2N_1	n = 51	61 %
	n = 274	74 %
Rez.-Rate	T_1 11,4 %	T_2 12,7 %

Patienten wurde eine limitierte Chirurgie (Lumpektomie) sowie eine diagnostische Dissektion der Axilla zum Zwecke des Stagings durchgeführt. Der Nachteil der Studie ist die derzeit noch zu kurze Nachbeobachtungszeit (max. 5 Jahre) und das Fehlen einer Kontrollgruppe. Die Ergebnisse der Studie an 105 Patienten sind in Abbildung 3 wiedergegeben.

Alle bis hierher vorgestellten Studien sind retrospektive Analysen mit Ausnahme der Baseler Studie. In keiner Studie wurde eine Kontrollgruppe mituntersucht. Die Patientenselektion ist nicht erkennbar. Von einer hohen Selektion in allen Studien darf aber ausgegangen werden. Bis auf die Baseler Studie wurde meist nur ein klinisches Staging ausgeführt, das aber, wie wir wissen, unzureichend ist und bei dem mit Fehleinschätzungen in bis zu 40 % der Fälle gerechnet werden muß. Die Zusammenstellung dieser Ergebnisse läßt das Fazit zu, daß an einem selektionierten Krankengut (T1/T2 – max. 3 cm PT-Durchmesser) offenbar limitierte Chirurgie (Lumpektomie) erfolgreich ausführbar ist. Vergleicht man die in diesen Studien erreichten 10-Jahres-Ergebnisse unzulässigerweise mit den 10-Jahres-Ergebnissen, die mit radikaler konventioneller Chirurgie erreichbar sind – als Beispiel seien die Zahlen von *Haagensen* [2] herangezogen, weil es sich hier um eine besonders gut dokumentierte Studie handelt –, so läßt sich kein Unterschied, d. h. also kein Nachteil für die limitierte Chirurgie, aufzeigen (Tab. V).

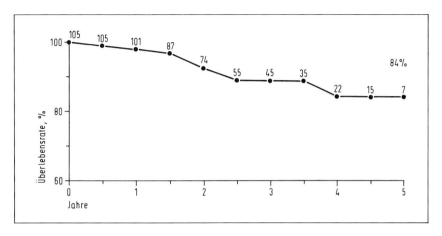

Abb. 3. Studie zur limitierten Chirurgie des kleinen Mammakarzinoms (PT < 3 cm; N$_o$–N$_1$) der Chirurgischen Universitätsklinik Basel. Es handelt sich um eine prospektive, aber unkontrollierte Studie. Die Therapie erfolgte durch Tumorexzision und Nachbestrahlung (nach [4]).

In der Literatur finden sich aber auch kontrollierte Studien, d. h. Studien mit simultan behandelten Kontrollgruppen. Dies sind im einzelnen:

Studie Atkins bzw. Hayward (sog. Guy's Hospital Studie – London)

Hierbei handelt es sich um zwei verschiedene randomisierte Studien [5]. Die erste Serie wurde in der Zeit von 1961–1971 behandelt. Hier wurden 376 Patientinnen randomisiert, 184 wurden limitiert operiert, bei 192 wurde eine radikale Mastektomie ausgeführt. In dieser Studie waren die Überlebensraten beim Tumorstadium T1 vergleichbar, beim Tumorstadium T2 war die radikale Mastektomie deutlich überlegen. Diese Überlegenheit dokumentierte sich ganz besonders in der hohen Rate an lokoregionalen Rezidiven bei limitierter Chirurgie. Der entscheidende Nachteil dieser Studie ist, daß eine nach dem heutigen Wissen nur unzureichende Nachbestrahlung erfolgte, so daß die Aussagekraft dieser Studie immer wieder angezweifelt wird.

In einer zweiten Studie wurden deshalb in der Zeit von 1971–1975 erneut 252 Patientinnen randomisiert (limitierte Chirurgie bei 122 Pa-

Tabelle V. Radikale Mastektomie in der Therapie des Mamma-Ca. Ergebnisse in Abhängigkeit vom Tumorstadium (*Haagensen* Pers. Serie 1935–1972) [2]

Columbia klin. Klassifikation	Ausdehnung axilläre Metastasen	Anzahl von Patienten	10-J.-Überlebensrate	
			n	%
Stadium A	keine LK-Beteiligung	503	394	78,3 %
	1–3 LK beteiligt	157	111	70,7 %
	4–7 LK beteiligt	35	15	42,9 %
	8 oder mehr LK beteiligt	32	6	18,8 %
	total	727	526	72,4 %
Stadium B	keine LK-Beteiligung	58	38	65,5 %
	1–3 LK beteiligt	63	28	44,4 %
	4–7 LK beteiligt	42	15	35,7 %
	8 oder mehr LK beteiligt	45	7	15,6 %
	total	208	88	42,3 %

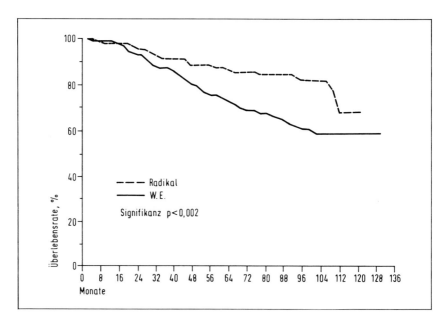

Abb. 4. Studie zur limitierten Chirurgie des kleinen Mammakarzinoms (PT < 7 cm; N_o – klinisches Staging) des Guy's Hospital Trial London. Therapiert wurde mit Tumorexzision und Nachbestrahlung. In der Kontrollgruppe wurde eine radikale Mastektomie durchgeführt. Es handelt sich um eine prospektive, kontrollierte Studie [5].

tientinnen, radikale Mastektomie bei 130 Patientinnen). Das Staging erfolgte klinisch. Die Ergebnisse dieser Studie sind in der Abbildung 4 für das klinische Stadium I wiedergegeben. In dieser Studie erwies sich in den ersten 10 Jahren die radikale Mastektomie der limitierten Chirurgie überlegen. Dieser Unterschied nivelliert sich allerdings jenseits des zehnten Jahres. Darüber hinaus ließ sich eine höhere Rate an Lokalrezidiven für die limitierte Chirurgie ebenso wie eine höhere Inzidenz an Fernmetastasen bei der limitierten Chirurgie nachweisen. Auch dieser kontrollierten prospektiven Studie gegenüber gilt der Einwand einer unzureichenden Nachbestrahlung. Deswegen wird auch die Relevanz der Aussage dieser zweiten Serie angezweifelt.

Studie Montague (M. D. Anderson Hospital – Houston)

Bei dieser Studie [7] handelt es sich zwar um eine im strengen Sinne retrospektive Studie, dennoch kann sie als kontrolliert gelten. In den Jahren von 1955–1979 wurden am M. D. Anderson Hospital 675 Patientinnen mit alleiniger radikaler Mastektomie behandelt. Im selben Zeitraum wurden 265 Patientinnen mit brusterhaltender limitierter Chirurgie und Bestrahlung behandelt. Bis 1974 war das Staging klinisch, seit 1975 erfolgte regelmäßig eine diagnostische Axilladissektion. Wertet man nur die

Tabelle VI. Studie zur limitierten Chirurgie beim kleinen Mammakarzinom (PT bis 4 cm; N_0–N_1 – klinisches Staging) des M. D. Anderson Hospital Houston. Verglichen wurde die Tumorexstirpation und Nachbestrahlung mit der modifiziert radikalen Mastektomie. Es handelt sich um eine kontrollierte, aber retrospektive Studie (nach [4])

PT 4 cm seit 1974 path. anat.	$N_{0/1}$ (klin.)	Partielle Mastektomie + ✗
NED – 10 J.	Exz. + XRT	R. Mast.
Minimal Ca	94%	94%
Stage I (N_0)	78%	80%
Stage II (N_1)	60%	58%

Kosmetisches Ergebnis 75%
kontrolliert, retrospektiv
unterschiedliches Staging

Stadien T1/T2–NO/N1 aus, so können 265 Patientinnen herangezogen werden. Die 10-Jahres-krankheitsfreien Überlebensraten sind in Tabelle VI wiedergegeben.

Zweifellos die derzeit besten verfügbaren Studien, die geeignet sind, unsere Frage am zuverlässigsten zu beantworten, sind die Studien von Sarrazin und Veronesi.

Studie Sarrazin (Institute Gustave-Rouny – France)

Es handelt sich um eine prospektive, randomisierte Studie, die im Jahre 1972 begonnen wurde. Aufgenommen wurden nur Tumoren kleiner als 2 cm, das Staging erfolgte klinisch. Die Tumoren wurden lokal exzidiert (Lumpektomie) und die Brust anschließend nachbestrahlt. Insgesamt wurden bis Oktober 1979 179 Patientinnen operiert (91 Patientinnen mit Mastektomie; 88 mit limitierter Chirurgie). Bislang liegen nur 5-Jahres-Überlebensraten vor, diese sind in Abbildung 5 wiedergegeben. Wie die Abbildung zeigt, sind die 5-Jahres-Überlebensraten bei limitierter Chirurgie besser als bei Mastektomie. Lokalrezidivrate und Metastasierungsrate zeigen in beiden Gruppen keinen statistisch signifikanten Unterschied (6% Lokalrezidive, 12% Fernmetastasen bei Tumorektomie; 10% Lokalrezidive, 20% Fernmetastasen bei Mastektomie). Inter-

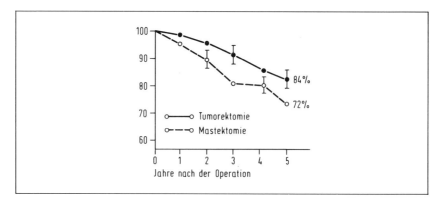

Abb. 5. Studie zur limitierten Chirurgie beim kleinen Mammakarzinom (PT<2 cm; N_o–N_1 – klinisches Staging) der Chirurgischen Klinik in Villejuif, Frankreich. Verglichen wurde die Tumorexzision plus Nachbestrahlung mit der modifizierten Mastektomie. Es handelt sich um eine prospektive, kontrollierte Studie (nach [4]).

essant ist noch die Information, daß bei Lumpektomie und Bestrahlung in 4% der Fälle ein Armödem auftrat. Dies war nach Mastektomie und Bestrahlung bei 27% der Fall. Das kosmetische Ergebnis wird bei 92% der Patientinnen als gut oder sehr gut angegeben.

Studie Veronesi (National Cancer Institute – Mailand)

Auch hierbei handelt es sich um eine prospektive randomisierte Studie. Aufgenommen wurden in die Studie T1-NO-Stadien des Mammakarzinoms. Chirurgisch wurde die Tumorentfernung durch Quadrantektomie vorgenommen inklusive einer diagnostischen Axilladissektion mit nachfolgender Bestrahlung. Die Kontrollgruppe wurde der klassischen Halsted-Operation zugeführt. Insgesamt sind 688 Fälle in die Studie eingegangen (352 Fälle Quadrantektomie; 349 Halsted'scher Mastektomie). Die krankheitsfreien Überlebenszeiten sind in Abbildung 6 wiedergege-

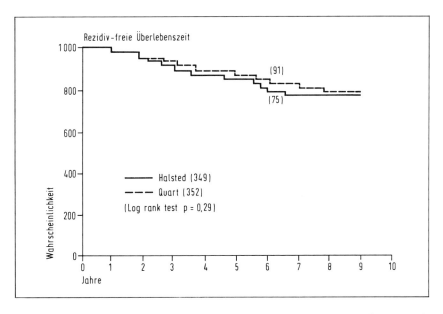

Abb. 6. Studie zur limitierten Chirurgie beim kleinen Mammakarzinom (T_1N_0 – klinisches Staging) des Krebsforschungsinstituts Mailand. Verglichen wurde die Quadrantenresektion plus Nachbestrahlung inkl. Axilladissektion mit der klassischen radikalen Mastektomie nach Rotter-Halsted. Es handelt sich um eine kontrollierte, prospektive Studie (nach [4]).

ben. Es ist kein signifikanter Unterschied nachweisbar, d. h. die limitierte Chirurgie führt zu den gleichen Ergebnissen wie die klassische radikale Chirurgie. Einziger Nachteil der Studie ist, daß bislang 10-Jahres-Überlebensraten noch nicht vorliegen.

Schlußfolgerungen

Der Ergebnisvergleich auf der Basis von Literaturdaten zwischen limitierter Chirurgie und radikaler Chirurgie beim kleinen Mammakarzinom (T1 NO) ist derzeit noch schwierig, weil Vergleichsgruppen in den allermeisten Publikationen fehlen. Derzeit sind nur 2 formal befriedigende Studien verfügbar. Aber auch hier bleiben noch Wünsche offen:

– Das Staging erfolgte meistens nur klinisch, so daß bei bis zu 40 % mit falschen klinischen Beurteilungen zu rechnen ist.

– Ein Tumorgrading fand bislang in keiner der Studien statt.

– Die heute als wichtig erkannten prognostischen Faktoren wurden ebenfalls nirgendwo berücksichtigt.

Dennoch zeigen zumindest die beiden letztgenannten Studien, daß eine brusterhaltende Therapie im Stadium T1-NO vertretbar und unter bestimmten Voraussetzungen auch sinnvoll ist.

Für uns ist limitierte Chirurgie beim kleinen Mammakarzinom derzeit unter folgenden Voraussetzungen vertretbar:

– Pathologisch-anatomisches Staging zur Sicherung des Stadiums T1-NO am besten durch intraoperative Schnellschnittuntersuchung.

– Tumorgrading, wobei nur Tumoren vom Typ G1 oder G2 für die limitierte Chirurgie in Frage zu kommen scheinen.

Diese beiden Punkte sind an ein potentes pathologisches Institut gebunden.

– Sorgfältige Nachbestrahlung von einem in dieser speziellen Technik erfahrenen Strahlentherapeuten. Dies bedeutet, daß limitierte Chirurgie nur in Kooperation mit einem potenten Strahleninstitut ausgeführt werden kann.

– Motivierte, zuverlässige Patientin, die bereit ist, das wenn auch geringe Risiko einer limitierten Chirurgie auf sich zu nehmen und sich strengen Nachkontrollen zu unterziehen.

– Ein in dieser Technik erfahrener Chirurg.

Zusammenfassung

Es liegen derzeit eine ganze Reihe von zum Teil prospektiven, zum Teil retrospektiven Erfahrungsberichten zur therapeutischen Effektivität der limitierten Chirurgie beim kleinen Mammakarzinom vor. All diese Publikationen lassen die limitierte Chirurgie im Stadium $T_1N_0M_0$ als vertretbar erscheinen. Derzeit ist die limitierte Chirurgie aber nur in 2 kontrollierten Studien überprüft worden, die methodischen Ansprüchen genügen. Beide Studien haben die 10-Jahres-Grenze noch nicht erreicht. Dennoch zeigt zumindest die Studie von Veronesi, daß auch unter kontrollierten Bedingungen die limitierte Chirurgie für das Tumorstadium $T_1N_0M_0$ gleich gute Ergebnisse erbringen kann wie die radikale Tumorchirurgie.

Deshalb erscheint uns derzeit unter strengen Bedingungen (erfahrener Chirurg, erfahrener Strahlentherapeut, erfahrener Pathologe, Sicherstellung einer lückenlosen Nachkontrolle und motivierte Patienten) eine limitierte Chirurgie (Entfernung des Primärtumors im Gesunden, Axilladissektion zum sicheren pathologisch-anatomischen Staging; Nachbestrahlung der Mamma und der Lymphabflußwege) beim kleinen Mammakarzinom ($T_1N_0M_0$ – pathologisch-anatomisches Staging) vertretbar.

Literatur

1   Amalric, R.; Santamaria, F.; Robert, F.; Seigle, J.; Altschuler, C.; Kurtz, J. M.; Spitalier, J. M.; Brandone, H.; Ayme, Y.; Pollet, J. F.; Burmeister, R.; Abed, R.: Radiation therapy with or without primary limited surgery for operable breast cancer: A 20-year experience at the Marseille Cancer Institute. Cancer *49:* 30–34 (1982).

2   Haagensen, C. D.; Bodian, Carol: A personal experience with Halsted's radical mastectomy. Ann. Surg. *199 (2):* 143–150 (1984).

3   Harder, F.; Hünig, R.: Brusterhaltende therapeutische Maßnahmen beim operablen Mamma-Karzinom. Chirurg *54:* 255–259 (1983).

4   Harris, J. R.; Hellman, S.; Silen, W. (eds.): Conservative management of breast cancer (Lippincott, Philadelphia 1983).

5   Hayward, J. L.; Winter, P. J.; Tong, D.; Rubens, R. D.; Payne, J. G.; Chaudary, M. A.; Habibollahi, F.: A new combined approach to the conservative treatment of early breast cancer. Surgery *95 (3):* 270–274 (1984).

6   Osborne, M. P.; Ormiston, N.; Harmer, C. L.; McKinna, J. A.; Baker, J.; Greening, W. P.: Breast conservation in the treatment of early breast cancer. A 20-year follow-up. Cancer *53 (2):* 349–355 (1984).

7   Romsdahl, M. M.; Montague, E. D.; Ames, F. C.; Richards, P. C.; Schell, S. R.: Conservative surgery and irradiation as treatment for early breast cancer. Archs Surg. *118:* 521–528 (1983).

Prof. Dr. J. R. Siewert, Chirurgische Klinik und Poliklinik der Technischen Universität München, Klinikum rechts der Isar, Ismaninger Str. 22, D-8000 München 80 (BRD)

Beitr. Onkol., vol. 22, pp. 68–90 (Karger, Basel 1985)

Das Lokalrezidiv nach plastischen Operationen wegen eines Mammakarzinoms

H. Bohmert

Abteilung für Plastische Chirurgie, Chirurgische Klinik und Poliklinik der Universität München, München, BRD

Brustrekonstruktionen nach Karzinomchirurgie wurden lange Zeit als riskant und kontraindiziert betrachtet und werden auch heute noch von vielen Chirurgen kontrovers diskutiert. Ursache dafür sind unzureichende Kenntnisse über Fragen des Rezidivs nach plastischen Operationen wegen eines Karzinoms.

Obwohl es eine sehr umfangreiche Literatur über Lokalrezidive der Brust gibt, sind doch die meisten Arbeiten vom Blickpunkt des biologischen Wachstumsverhaltens des Karzinoms und seiner Reaktion auf verschiedene Behandlungsmodalitäten geschrieben. Heute, mit der zunehmenden Nachfrage nach Brustrekonstruktionen, erhält das Problem des Lokalrezidivs einen neuen Stellenwert, und zwar von ganz besonderer Bedeutung; denn hier geht es um die Kernfrage: Ist mit der Wiederaufbauplastik ein Risiko für die Patientin verbunden? Dabei sind folgende Fragen zu klären:

1. Kann die Brustrekonstruktion Lokalrezidive verbergen und deshalb zur Verzögerung des Erkennens führen?

2. Wenn das möglich ist, würde die Verzögerung und damit die Brustrekonstruktion verantwortlich sein für eine Änderung der Prognose der Patientin?

3. Kann die Brustrekonstruktion in irgendeiner Weise die Inzidenz von Lokalrezidiven erhöhen?

Zur Zeit sind keine eindeutigen Antworten auf alle diese Fragen möglich. Um sie zu erhalten, wäre eine prospektive Studie erforderlich. Wegen der außerordentlichen Bedeutung im Hinblick auf jede Brustrekonstruktion sind einige Antworten schon jetzt notwendig.

Tabelle I. Faktoren mit Einfluß auf die Inzidenz von Lokalrezidiven

Größe des Tumors
Lokalisation des Tumors
Histologischer Typ
Lymphknotenstatus
Hormonrezeptoren
Zeitablauf nach Mastektomie

Aus diesem Grunde wurde ein Rückblick auf die vorhandene Literatur über Lokalrezidive, insbesondere unter dem Gesichtspunkt der Brustrekonstruktion, unternommen. Um zu einer Bewertung der Risiken zu kommen, wurde in erster Linie eine kritische Analyse der Literatur über das Lokalrezidiv nach der chirurgischen Behandlung des Mammakarzinoms durchgeführt, die indirekt Antworten auf manche Fragen geben kann. So lassen sich morphologisch faßbare und an Verlaufsstudien statistisch geprüfte Kriterien heranziehen, um für den Einzelfall das Risiko eines eventuell auftretenden Lokalrezidivs abschätzen zu können. Unter Berücksichtigung bestimmter Faktoren, wie Tumorgröße, Lokalisation, histologischer Typ, Lymphknotenbefall, Hormonrezeptorstatus und Zeitintervall nach der Mastektomie, ist ein Lokalrezidiv ein relativ berechenbares Ereignis und somit selten bei einem günstigen Karzinomtyp zu erwarten (Tab. I).

Bevor auf die einzelnen Faktoren eingegangen wird, soll die Problematik des Rezidivs nach plastischen Operationen anhand des Krankengutes unserer Klinik und anderer Institutionen aufgezeigt werden. Damit ist zugleich ein historischer Abriß verbunden, da das Problem des Rezidivs immer im Mittelpunkt aller Überlegungen bei plastischen Operationen nach Karzinomchirurgie stand.

Die ideale Patientin für eine Brustrekonstruktion ist die mit kleinem Tumor ohne Lymphknotenbefall und positivem Rezeptorstatus, oder noch besser mit einem in-situ-Karzinom, am günstigsten vom lobulären Typ, denn dabei ist die Heilungschance nahezu 100%. In solcher Situation wird heute wohl jeder ohne Einschränkung die Indikation zur Wiederaufbauplastik stellen.

Als wir 1972 erstmals mit dem Problem der Brustrekonstruktion konfrontiert wurden, handelte es sich um diesen Tumortyp bei einer 20jährigen Patientin. Bei diesem histologischen Befund mußte die Patientin als geheilt betrachtet werden. Eine vollständige Rehabilitation mußte auch eine Wiederherstellung des äußeren Erscheinungsbildes beinhalten. Die Patientin ist jetzt 12 Jahre nach der Rekonstruktion mit dem Ergebnis unverändert zufrieden und hat keinerlei Probleme entwickelt (Abb. 1).

Auch bei Tumoren bis 1 cm Durchmesser sind statistisch gesehen, wie von *Leis* [25] und anderen Autoren [14, 19] angegeben, keine Lokalrezidive zu erwarten. Dies konnte beispielsweise auch bei dieser 39jährigen Patientin mit einem 1 cm großen Karzinom ohne Lymphknotenbefall jetzt 10 Jahre nach der Rekonstruktion und 12 Jahre nach der Mastektomie bestätigt werden (Abb. 2).

Bei Tumoren bis 2 cm Durchmesser ohne Lymphknotenbefall ist mit 4% Lokalrezidiven zu rechnen, wie aus der Zusammenstellung von vier veröffentlichten Serien [9, 11, 14, 19] bei 1140 Patientinnen ohne Lymphknotenbefall errechnet wurde, während bei diesen Serien von insgesamt 2222 Fällen bei 1082 Patientinnen mit Lymphknotenbefall die Rate der Lokalrezidive 19% betrug.

Es konnte weiterhin festgestellt werden, daß das Zeitintervall für die Häufigkeit des Auftretens eines Lokalrezidivs eine große Rolle spielt. Die Mehrzahl der Lokalrezidive tritt innerhalb von 2 Jahren nach der Mastektomie auf, mit der höchsten Quote im 2. Jahr. Die durchschnittliche Zeit bis zum Auftreten beträgt 15–18 Monate, innerhalb von 2 Jahren treten etwa 70%, innerhalb von 5 Jahren 80–90% und nach 10 Jahren nur noch 5% auf. Im Durchschnitt treten Lokalrezidive bei Patienten im Stadium I später auf als bei lokal fortgeschrittenen Erkrankungen.

Mit Hilfe dieser statistisch errechneten Zahlen ist es also möglich, die Quote der Lokalrezidive entsprechend der Größe des Tumors und dem Zeitabstand des Auftretens eines Lokalrezidivs möglichst gering zu halten, insbesondere dann, wenn nur Patientinnen mit Tumoren ohne Lymphknotenbefall für die Wiederaufbauplastik ausgewählt werden. Diese Vorsichtsmaßnahme wurde in den ersten Jahren der Rekonstruktionschirurgie, also Anfang der siebziger Jahre, praktiziert, um auf der Basis optimaler Voraussetzungen zu erforschen, ob Rezidive vermehrt nach Rekonstruktionen auftreten können. Es war zu prüfen, ob durch die erneute Traumatisierung des Gewebes im vorausgegangenen Operationsgebiet mit dem ehemaligen Tumorsitz das Auftreten von Lokalrezidiven begünstigt werden kann. Es konnte schon damals der Nachweis erbracht werden, daß dies nicht der Fall ist. Wir überblicken ein großes Krankengut mit Lymphknoten-negativen Patientinnen, bei denen diese Vorausberechnungen tatsächlich zutrafen. Ein Beispiel dafür ist diese 41jährige Patientin mit einem kleinen invasiven Karzinom von 1,7 cm Durchmesser im

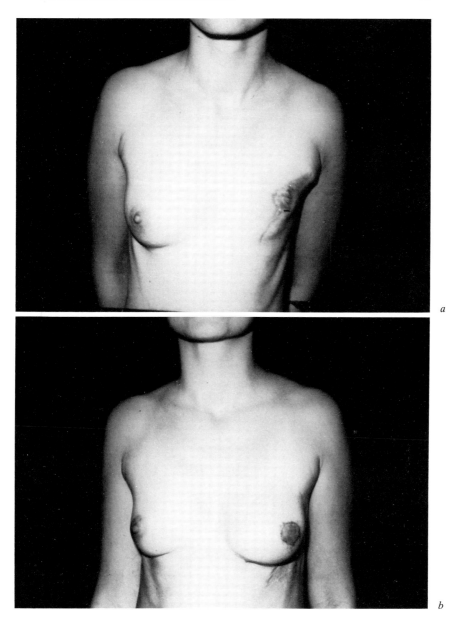

a

b

Abb. 1. a 20jährige Patientin nach modifiziert radikaler Mastektomie wegen in-situ-Karzinoms; *b* Zustand 12 Jahre nach Wiederaufbauplastik mit thorako-epigastrischem Lappen und Silastikimplantat.

Patientin inzwischen verheiratet und Mutter von 2 Kindern.

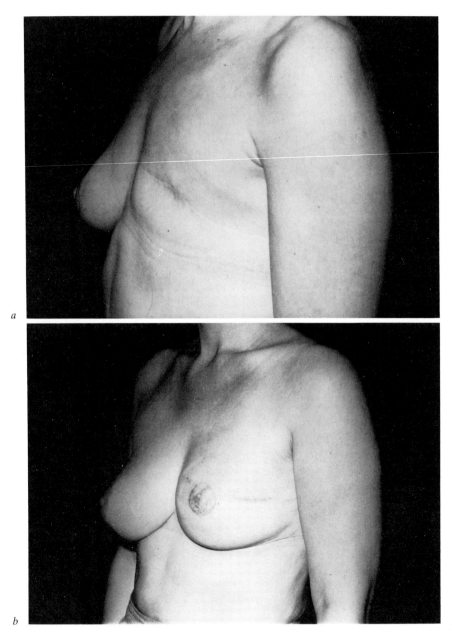

a

b

Abb. 2. a 39jährige Patientin nach modifiziert radikaler Mastektomie wegen kleinem Mammakarzinom; *b* Zustand 12 Jahre nach Brustrekonstruktion mit abdominellem Verschiebelappen und submuskulärer Prothesenimplantation.

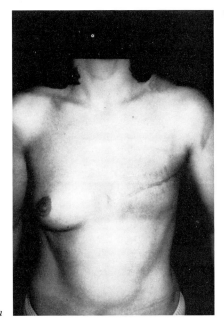
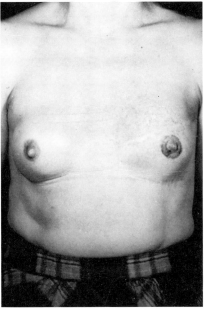

a   b

Abb. 3. a 41jährige Patientin nach modifiziert radikaler Mastektomie mit Nachbestrahlung und deutlicher Strahlenfibrose und Teleangiektasien; *b* Zustand nach Wiederaufbauplastik durch abdominale Verschiebeplastik durch Inzision im Bereich der Submammarfalte mit
unverändertem Ergebnis 11 Jahre nach der Operation.

oberen äußeren Quadranten ohne Lymphknotenbefall, deren Brustrekonstruktion bereits mehr als 11 Jahre zurückliegt (Abb. 3).

Urban [43], einer der namhaften Brustkrebsexperten und als Ver-
fechter des radikalen chirurgischen Vorgehens bekannt, hat schon 1972
erklärt, daß es keinen Grund zur Annahme gibt, daß die Rekonstruktion
der Brust mit Silikonimplantaten irgendeinen Effekt auf das Entstehen
von Lokalrezidiven haben kann. Er hat mit seinen Argumenten die Bemühungen der plastischen Chirurgen in aller Welt in entscheidendem Maße unterstützt. Ebenso hat sich auch *Leis* [25] durch seinen Einsatz für die
Rekonstruktionschirurgie verdient gemacht, als damals noch Brustrekonstruktionen mit großer Skepsis betrachtet und vielerorts abgelehnt
wurden.

Lange Zeit wurde von Onkologen die Auffassung vertreten, daß die
Rekonstruktion zurückgestellt werden soll, bis das Auftreten eines Lokalrezidivs mit großer Wahrscheinlichkeit ausgeschlossen werden kann. Die-

ses Argument wurde zunächst von den meisten Frauen akzeptiert, bis andere ihre Meinung äußerten, daß die Lebensqualität für sie eine außerordentliche Rolle spielt und sie das Risiko eines Rezidivs lieber in Kauf nehmen, als für den Rest ihres Lebens auf die Brust als Ausdruck der Weiblichkeit zu verzichten. Diese Argumente waren Anlaß zu Überlegungen, ob die Indikation zur Brustrekonstruktion auf Patientinnen mit Befall der Achseldrüsen erweitert werden kann, also auf Patientinnen, bei denen schon zum Zeitpunkt der Erstbehandlung eine systemische Erkrankung angenommen werden muß. Die Tatsache, daß das Schicksal der Frauen, vor allem bei positivem axillärem Lymphknotenbefall, fast ausschließlich durch Fernmetastasen bestimmt wird und nur ein relativ kleiner Prozentsatz jemals ein Rezidiv im Operationsgebiet ohne Fernmetastasen entwickelt, war maßgebend dafür, daß das Problem schließlich auch unter dem Gesichtspunkt der Verhältnismäßigkeit betrachtet wurde. Die alte Vorstellung, daß die Brustrekonstruktion aufgeschoben werden soll, bis Heilung erreicht ist, damit eventuell auftretende Lokalrezidive nicht maskiert werden können, mag in früheren Jahren ein zutreffendes Argument gewesen sein, kann aber nach dem heutigen Wissensstand über die Bedeutung der Lokalrezidive und die Möglichkeiten einer eventuellen Maskierung durch eine Brustrekonstruktion nicht mehr vertreten werden. Zweifellos ist mit einem höheren Prozentsatz an Lokalrezidiven nach den Brustrekonstruktionen zu rechnen, wenn Lymphknoten befallen sind. Dennoch besteht keine generelle Ablehnung zur Rekonstruktion. Heute besteht vielmehr die Auffassung, daß die Patientin ein Mitspracherecht hat und in den Entscheidungsprozeß eingeordnet werden soll. Der Arzt sollte die Patientin über die statistische Wahrscheinlichkeit eines Rezidivs informieren. Die Patientin kann dann diesen Faktor gegenüber den Vor- und Nachteilen einer Rekonstruktion abwägen und die Entscheidung auf der Basis ihrer Prioritäten fällen. Die Patientin sollte aber auch darüber unterrichtet sein, daß die Rekonstruktion keinen Einfluß auf die Entstehung von Lokalrezidiven hat, sondern diese nach bisherigen Kenntnissen ausschließlich durch die Karzinomerkrankung verursacht werden. Diese Aussage ist nach Betrachtung der vorliegenden Literatur über das Auftreten von Lokalrezidiven nach plastischen Operationen unter Berücksichtigung des eigenen Krankengutes berechtigt.

Wie hoch ist nach plastischen Operationen wegen Karzinoms die Rezidivquote?

Generell ausgedrückt keinesfalls höher als bei Patientinnen mit vergleichbaren Karzinomerkrankungen, die keine Brustrekonstruktion er-

halten haben, wie die Tabelle II zeigt. Die relativ kleine Zahl von Rezidiven bestätigt die moderne Auffassung, daß die Rekonstruktion keinen
Einfluß auf das Entstehen von Rezidiven hat.

Kubli [24] berichtete 1982 über eine Studie von 80 Patientinnen mit
und ohne Rekonstruktion bei vergleichbarem Krankengut und kam zu
dem Ergebnis, daß kein Unterschied in der Prognose der beiden Serien
bestand. *Lejour* [26] berichtete 1983 über 194 Brustrekonstruktionen, bei
denen vier Lokalrezidive aufgetreten waren, und zwar zwei im Stadium I
und zwei im Stadium II. *Prpic* [35] berichtete 1983 über 90 Rekonstruktionen und vier Rezidive, wobei eines im Stadium I und drei im Stadium II
aufgetreten waren. *Carronni* [6] registrierte 1983 bei 93 Brustrekonstruktionen neun Rezidive, zwei im Stadium I und sieben im Stadium II. *Peters*
fand 1982 bei seinem Krankengut von 40 Brustrekonstruktionen vier
Rezidive, wobei drei im Stadium II aufgetreten waren. *DerHagopian* [13]
beschrieb sechs Lokalrezidive nach 40 Rekonstruktionen und *Petit* [33]
berichtete 1983 über fünf Lokalrezidive, die bei 200 Brustrekonstruktionen aufgetreten waren. *Abbes* [1] fand bei seinem Krankengut von 40
Patientinnen bei 4 Lokalrezidive (Tab. III).

Tabelle II. Häufigkeit von Lokalrezidiven nach Brustrekonstruktionen

Zahl der Rekonstruktionen	955
Zahl der Rezidive	42
Inzidenz	4,3%

Tabelle III. Übersicht über die Häufigkeit des Auftretens von Lokalrezidiven nach Brust-
konstruktionen in Relation zum Stadium der Erkrankung bei verschiedenen Autoren

	Zahl der Brust-rekonstruktionen	Zahl der Lokalrezidive	Stadium	
			I	II
Lejour [26]	194	4	2	2
Prpic [35]	90	4	1	3
Carronni [6]	93	9	2	7
Peters	40	4	1	3
DerHagopian [13]	40	6	2	4
Petit [33]	200	5	–	–
Abbes [1]	47	3	2	1
Bohmert [4]	251	7	6	1

Soweit dieser Überblick erkennen läßt, sind die meisten Rezidive bei Patientinnen im Stadium II aufgetreten, wie dies auch den entsprechenden prognostischen Kriterien nach zu erwarten ist. Bei unserem Krankengut von 251 nachuntersuchten Patientinnen (insgesamt waren bisher 367 Patientinnen mit einer Brustrekonstruktion behandelt worden) war bei 7 Patientinnen ein Lokalrezidiv aufgetreten und zwar bei 6 Patientinnen im Stadium I (davon 4 Patientinnen mit Tumorgröße T_3) und bei einer Patientin im Stadium II.

Die Angabe der Stadien sagt natürlich noch nichts aus über die Lokalisation des Tumors, seine Größe und seinen histologischen Malignitätsgrad, den Hormonrezeptorstatus und andere prognostisch bedeutungsvolle Kriterien. So ist auch die Tumorpathologie von Bedeutung, da bei aggressiven Tumoren häufiger Rezidive auftreten. Nach *Deck und Kern* [11] spielt der histologische Tumortyp eine wesentliche Rolle, denn die Rate der Lokalrezidive ist bei Komedokarzinomen, infiltrierenden lobulären, papillären und medullären Karzinomen höher als bei duktalen Karzinomen. Muzinöse Karzinome haben dagegen eine extrem niedrige Rezidivrate.

Der Hormonrezeptorstatus stellt nach *Cooke* et al. [8], *Knight* et al. [22] und *Paterson* et al. [31, 32] eine statistisch signifikante Größe im Hinblick auf die Rezidivrate dar. Dieser Faktor ist zwar nicht spezifisch für Lokalrezidive, es ist jedoch festzustellen, daß bei Patientinnen ohne Lymphknotenbefall die Rezidivquote von 6% bei positivem Östrogenrezeptorstatus auf 19% bei negativem Östrogenrezeptorstatus ansteigt. Bei Patientinnen mit negativem Rezeptorstatus ohne Lymphknotenbefall ist die Rezidivquote so hoch wie bei jenen mit Lymphknotenbefall [8]. Zu den Faktoren, die einen Einfluß auf die Häufigkeit von Lokalrezidiven haben, zählt auch die Behandlung des Primärtumors. Bekanntlich ist die Häufigkeit von Lokalrezidiven eines der Erfolgskriterien jeder Therapie des Mammakarzinoms. Das Ziel der Operation besteht darin, das lokoregionale Geschehen unter Kontrolle zu bringen; dabei können die hämatogen disseminierten Tumorzellen, die heute in der Literatur als okkulte Metastasen bezeichnet werden, natürlich nicht erfaßt werden. Ein Rückfall der Erkrankung kann sich in Lokalrezidiven oder Fernmetastasen zeigen und bedeutet ein Versagen der Behandlung bezüglich der Beseitigung des Karzinoms. Umgekehrt wird das Fehlen von Lokalrezidiven als lokoregionale Kontrolle des Tumorgeschehens bezeichnet und somit als Zeichen dafür gewertet, daß das Karzinom beseitigt ist. Die Bemühungen, durch superradikale Operationsverfahren die Inzidenz der Lokalrezidive zu senken, waren ohne Erfolg. Auch die radikale Mastektomie bietet gegenüber der modifiziert radikalen Mastektomie keine Vorteile. Andererseits aber führt eine unzureichende lokoregionäre Karzinomtherapie, wie die partielle Mastektomie, zum deutlichen Ansteigen von Lokalrezidiven [2]. Die eingeschränkte Radikalität erscheint aber in Kombination mit der modernen Strahlentherapie beim Frühstadium des Karzinoms gerechtfertigt, da äquivalente Resultate erreicht werden wie nach der modifiziert radikalen Mastektomie. Bemerkenswert ist auch die Tatsache, daß durch sehr ausgedehnte Resektionen des Hautmantels mit anschließender Defektdeckung durch Transplantate die Inzidenz der Lokalrezidive gegenüber dem direkten Wundverschluß nicht beeinflußt werden konnte [11, 36, 41, 44]. Der Hautschnitt bei der Operation ist aber dennoch von Bedeutung, da bei einem schmaleren Saum als 3–3,5 cm von der Tumorgrenze entfernt die Rezidivrate ansteigt [14, 36, 41]. Die Umschneidungsfigur sollte daher der jeweiligen Situation bezüglich der Lokalisation des Tumors angepaßt sein. Bei kleinen Tumoren kann ein Sicherheitsabstand von 2,5–3 cm ausreichend sein [25]. Durch postoperative Strahlentherapie kann die Inzidenz der Lokalrezidive signifikant reduziert, die Überlebensrate dadurch jedoch nicht verbessert werden [17, 20, 45]. Dies ist dadurch zu erklären, daß die Tumorzellen in der Peripherie durch eine lokale Maßnahme, wie die Bestrahlung, nicht beeinflußt werden können. Die Lokalrezidive können nach Auffassung zahlreicher amerikanischer Autoren [7, 29, 45] ebenso effektiv behandelt werden, wenn die Strahlentherapie erst bei ihrem Auftreten eingesetzt und nicht als Prophylaxe angewendet wird. Voraussetzung für den Verzicht auf die postoperative Strahlentherapie ist in jedem Fall eine adäquate chirurgische Therapie. Das Schicksal der Patientin entscheidet sich zweifelsohne in der Peripherie, aber es gibt genügend Beweise, daß adäquate radikale lokale Verfahren einen Einfluß auf die Inzidenz von Lokalrezidiven und die Überlebensrate haben.

Unabhängig davon spielen selbstverständlich immunologische Aktivitäten und Wirtsresistenz auch eine Rolle. Trotz der statistisch berechenbaren Wahrscheinlichkeit des Auftretens von Lokalrezidiven muß auch mit unerwartetem Erscheinen gerechnet werden.

Ein typisches Beispiel für das unerwartete Auftreten eines Lokalrezidivs ist eine 43jährige Patientin mit einem lobulär infiltrierenden Karzinom mit dem Stadium T1, N0, M0 am Übergang zwischen oberem medialem und lateralem Quadranten im Abstand von 12 cm von der Brustwarze, weshalb bei der Patientin die Schnittführung bei der modifiziert radi-

kalen Mastektomie sehr weit kranial erfolgte. Bei der Wiederaufbauplastik mit dem Latissimus-Haut-Muskellappen wurde dieser weit kranial
liegende Bereich gar nicht berührt. Die Wiederaufbauplastik erfolgte im
Februar 1984. Als die Patientin im Mai zur Brustwarzenrekonstruktion
kam, wurde kranial von der Amputationsnarbe ein Knötchen von 1 mm
Durchmesser unter der Haut getastet, das sich als Karzinomrezidiv erwies.

Bemerkenswert ist auch der Krankheitsverlauf einer 34jährigen Patientin, bei der eine Quadrantenresektion und Lymphknotendissektion
wegen eines im oberen inneren Quadranten lokalisierten Milchgangkarzi-
noms in einem auswärtigen Krankenhaus durchgeführt wurde. Da die
Patientin sich unsicher fühlte und keine Nachbestrahlung wünschte, kam
sie zu uns mit der Fragestellung, ob die durchgeführte Therapie ausreichend sei. Da sie die Bestrahlung ablehnte, wurde eine subtile Ausräumung des gesamten Brustdrüsengewebes vorgenommen und in Anbetracht der vermuteten günstigen Prognose den Wünschen der Patientin
entsprechend eine Expanderprothese zur Einleitung der Rekonstruktion
submuskulär eingelagert. Bei der Aufarbeitung des Präparates konnte ein
multifokales Karzinom nachgewiesen werden mit einem invasiven Karzinom von 1 cm Durchmesser und einem anderen von 5 mm Durchmesser
und einem Differenzierungsgrad Grading II. Bereits 6 Monate später ließ
sich 5 cm oberhalb der Amputationsnarbe im kranio-medialen Quadranten in der Nachbarschaft des ehemaligen Tumorsitzes ein stecknadelkopfgroßes Knötchen nachweisen, das den Nachweis eines invasiven, gering
differenzierten Karzinoms ergab. Die Behandlung bestand in der großzü-
gigen Hautexzision und Bestrahlung entsprechend dem strategischen Vorgehen des Tumorzentrums München bei dieser Situation. Da der Hor-
monrezeptor negativ war, kam eine zusätzliche antihormonelle Therapie
hier nicht in Betracht.

Der Krankheitsverlauf einer 40jährigen Patientin nach Wiederaufbauplastik ist insofern von Interesse, weil in diesem Fall als Ausdruck des
Lokalrezidivs nicht wie meistens ein Knötchen, sondern eine Hautrötung
als Ausdruck einer Lymphangiosis carcinomatosa in der Umgebung der
Mastektomienarbe aufgetreten war. Der ursprüngliche Primärtumor war
im oberen äußeren Quadranten lokalisiert, dabei handelte es sich um ein
infiltrierendes, duktales Karzinom ohne Lymphknotenbeteiligung entsprechend dem Stadium T1, N0, M0. Nach der im September 1982 durchgeführten modifiziert radikalen Mastektomie war entsprechend dem in-
tensiven Wunsch der Patientin die Wiederaufbauplastik bereits im Februar 1983 durchgeführt worden. 6 Wochen nach der Wiederaufbauplastik

wurde in der Nachbarschaft der Narbe eine fleckförmige Rötung als Ausdruck einer herdförmigen Hautinfiltration im Sinne einer Lymphangiosis carcinomatosa durch ein gering differenziertes Adenokarzinom nachgewiesen. Die Therapie bestand in der Bestrahlung, wobei die Prothese belassen wurde, was generell üblich ist. Wegen des positiven Hormonrezeptorstatus wurde die Ovarektomie durchgeführt. Zusätzlich erfolgte eine Behandlung durch Chemotherapie. Es wurden Lungen- und Lebermetastasen nachgewiesen, die sich nach Chemotherapie zurückbildeten. Die Patientin befindet sich seit über 1 Jahr ohne Nachweis von Metastasen in einem befriedigenden Allgemeinzustand und vor allem in einer psychisch günstigen Stimmungslage. Die wiederhergestellte Brust ist für die Psyche dieser Patientin von ausschlaggebender Bedeutung.

Eine ähnlich starke psychische Motivation für die Wiederaufbauplastik fanden wir bei einer 42jährigen Patientin, die uns vom internistischen Onkologen nach der Chemotherapie 1981 für die Wiederaufbauplastik zugewiesen wurde, obwohl ein Stadium T4, N2, M0 bestand. Die Wiederaufbauplastik wurde bei dieser Patientin mit dem Latissimus-Muskellappen durchgeführt. Die Patientin entwickelte Fernmetastasen und ein Karzinom auf der kontralateralen Brust. Sie bestand darauf, daß eine primäre Brustrekonstruktion nach der durchgeführten modifiziert radikalen Mastektomie der Gegenseite erfolgt. Auf der Gegenseite der Brust zeigte sich ein halbes Jahr nach Wiederaufbauplastik ein Lokalrezidiv im Sinne einer herdförmigen Hautinfiltration bzw. Lymphangiosis carcinomatosa durch ein gering differenziertes Adenokarzinom. Gleichzeitig wurden Fernmetastasen in Leber und Lunge nachgewiesen. Es wurden eine Ovarektomie und eine Chemotherapie durchgeführt, die Patientin befindet sich bislang in gutem Allgemeinzustand und legt allergrößten Wert auf ihr äußeres Erscheinungsbild, obwohl sie über die Schwere ihrer Erkrankung voll informiert ist.

Die Krankengeschichte einer 32jährigen Patientin ist vor allem deswegen von Interesse, weil eine retromamillär gelegene Zyste über Jahre fehlgedeutet wurde. Dieser Tumor hatte bereits eine Größe von 4 cm erreicht, als 1980 ein infiltrierend wachsendes, teils papilläres, teils medulläres Gangkarzinom im gesamten Randbereich bei der Schnellschnittuntersuchung diagnostiziert wurde und deswegen eine modifziert radikale Mastektomie im September 1980 erfolgte. Die Lymphknoten waren negativ, und es wurde das Staging klassifiziert mit T3, N0, M0. Im November 1981 wurde die Brustrekonstruktion durch abdominelle Verschiebeplastik und submuskuläre Prothesenimplantation durchgeführt. Einein-

halb Jahre später, im Juni 1983, fand sich ein stecknadelkopfgroßes Knötchen im kranialen Brustbereich, das exzidiert und als solides, gering differenziertes Karzinom diagnostiziert wurde. Die weitere Behandlung bestand in einer Strahlenbehandlung. Die Patientin hatte außerdem ein Ma-
genkarzinom entwickelt, das anläßlich einer Kontrolluntersuchung im Juni 1983 diagnostiziert und durch Gastrektomie behandelt wurde. Die Patientin befindet sich zur Zeit in ausgezeichnetem Zustand. Durch die Aus-
schneidung des Lokalrezidivs und anschließender Strahlentherapie ist das
kosmetische Ergebnis der rekonstruierten Brust deutlich eingeschränkt,
aber die Patientin lebt in dem Bewußtsein einer vollwertigen Frau, was für
sie von außerordentlicher Bedeutung ist.

Die Art der Therapie des Lokalrezidivs ist im vorausgegangenen
schon erwähnt, entsprechend den Richtlinien des Tumorzentrums München besteht die Behandlung in der Exzision und anschließenden Strahlentherapie. In Ergänzung dazu in Abhängigkeit vom Hormonrezeptorstatus wird eine hormonelle Therapie durchgeführt. Zusätzlich wird nach
individuellen Aspekten eine Chemotherapie vorgenommen.

Von besonderem Interesse ist nun die Frage nach der Bedeutung des
Lokalrezidivs im Hinblick auf die Lebenserwartung. Um eine Aussage
über den Einfluß des Lokalrezidivs auf die Lebenserwartung machen zu
können, sind zunächst einmal die Beziehungen zwischen Lokalrezidiven
und Fernmetastasen festzustellen. Die Zeitfolge des Auftretens von Lokalrezidiven und Fernmetastasen ist dabei sehr wichtig. Wenn Fernmetastasen das Ergebnis der Ausbreitung von Lokalrezidiven sein würden,
dann müßte man erwarten, daß Lokalrezidive sich manifestieren, lange
bevor die Tumorgeneralisation erkennbar wird. Es ist aber bekannt, daß
Lokalrezidive eine Tumorgeneralisation zwar in vielen Fällen signalisieren
können, andererseits aber ebenso häufig erst nach der Diagnose von Fernmetastasen festgestellt werden. Es konnte inzwischen der Nachweis erbracht werden, daß der Zeitpunkt des Auftretens von Lokalrezidiven und
von Fernmetastasen nach ähnlichem Muster verläuft, wobei eine exponentielle Kurve entsteht (Abb. 4), die für beide Metastasentypen die gleiche Charakteristik aufweist. Bei einem Vergleich von drei Untersuchungs-
serien von Patientinnen, wie sie hier in der Tabelle IV dargestellt sind,
zeigte sich folgender Zeitablauf: In der Hälfte der Fälle wurden Fernmetastasen innerhalb von 3 Monaten nach Auftreten von Lokalrezidiven
nachgewiesen. In der anderen Hälfte traten Lokalrezidive erst nach einem
durchschnittlichen Zeitintervall von 6–12 Wochen, mit anderen Worten,
gleichfalls innerhalb von etwa 3 Monaten nach der erkennbaren Tumorge-

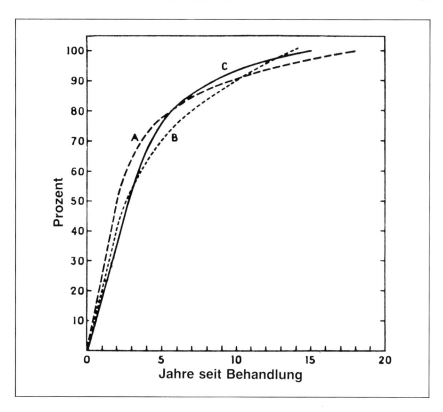

Abb. 4. Charakteristische exponentielle Kurve für den Zeitpunkt des Auftretens von Fernmetastasen (A), von Fernmetastasen und gleichzeitig Lokalrezidiven (B) und von Lokalrezidiven (C).

Tabelle IV. Beziehung zwischen Lokalrezidiven und Fernmetastasen

	Gesamt-zahl der Patienten	Gesamt-zahl der Lokal-rezidive	Lokalrezidive erscheinen nach oder simultan zu den Lokalrezidiven	Lokalrezidive erscheinen nach den Fernmetastasen	Keine Fernmeta-stasierung
Dongegan et al. [15]	704	146	66	80	4
Dao und Nemoto [9]	135	57	9	4	2
Marshall et al. [27]	167	13	29	28	1
	1006	216	104	112	7

neralisation auf. Dieses Phänomen der synchronen Ausbreitung von Lokalrezidiven und Fernmetastasen ist nach *Bruce* et al. [5] unabhängig von
der Art der durchgeführten Therapie festzustellen, wie die Ergebnisse der
eigenen Untersuchungen nach einfacher Mastektomie und Bestrahlung im
Vergleich zu den Ergebnissen von *Spratt* [38, 39] nach radikaler Mastektomie gezeigt haben. Auch von *Spratt* [39] wurde das simultane Auftreten
von Lokalrezidiven und Fernmetastasen beschrieben. Wegen des gleich-
zeitigen Auftretens wird von *Bruce* et al. [5] und *Bohmert* [4] die Meinung
vertreten, daß die Streuung nicht von Tumorzellen ausgehen kann, die im
Operationsfeld zurückgeblieben waren, sonst müßten Rezidive in der
Haut generell wesentlich früher in Erscheinung treten. Wie von zahlreichen Autoren beschrieben [11, 30], sind Hautrezidive in einem hohen
Prozentsatz der Indikator für das Wiederauftreten einer fortgeschrittenen
Erkrankung, die bereits klinisch erkennbar ist oder bald darauf diagnostiziert werden kann. Nur bei einem relativ geringen Prozentsatz treten iso-
lierte Lokalrezidive ohne die unmittelbar nachfolgende oder synchrone
Entwicklung von Fernmetastasen auf, wobei offensichtlich ein anderer,
bisher nicht bekannter Mechanismus abläuft. Die Rate der isolierten Lokalrezidive wird in veröffentlichten Serien mit 3–15 % angegeben. Die
verschiedenen Zahlen reflektieren das sehr unterschiedliche Krankengut.
Geht man von der Annahme aus, daß ein echtes Risiko bezüglich der
Maskierung eines Lokalrezidivs vorhanden ist, so müssen wir die Beziehungen zwischen Lokalrezidiven und Fernmetastasen näher betrachten.
Es wurde schon erwähnt, daß die Hälfte der Patientinnen bereits Fernmetastasen hatte, als die Lokalrezidive entdeckt wurden. Bei dieser Gruppe
kann eine Verzögerung der Diagnose des Lokalrezidivs keine Konsequenzen haben, soweit es das Überleben betrifft. Bei der anderen Hälfte dagegen, bei denen nicht bekannt ist, ob eine generalisierte Erkrankung schon
vorliegt, kann die verzögerte Diagnose eines Lokalrezidivs infolge Maskierung durch die Brustrekonstruktion theoretisch eine Bedeutung haben;
denn durch die Verzögerung in der Diagnostik des Lokalrezidivs tritt auch
eine verspätete Suche nach Fernmetastasen ein. Auch der Einsatz der
Therapie bei der sonst noch nicht vermuteten generalisierten Erkrankung
wird verzögert. Bei diesen Patientinnen stellt sich in der Tat die Frage, ob
dadurch der Krankheitsverlauf verschlechtert wird. Entsprechend den derzeit verfügbaren Ergebnissen, die mit einer Chemotherapie erzielbar sind,
hat diese Verzögerung jedoch keinen Einfluß auf das Überleben.

Es gibt in der Literatur nur relativ wenig Informationen über das
Schicksal von Patientinnen, die Lokalrezidive entwickelt haben. Grund

dafür ist nach Auffassung von *Chu* [7] ein weit verbreiteter Pessimismus, da allgemein angenommen wird, daß diese Patientinnen bald an ihren Fernmetastasen sterben und daß die lokale Behandlung nutzlos ist. In einer im Memorial-Cancer-Center New York durchgeführten Studie wurden die Resultate der Strahlentherapie von 215 Patientinnen mit isolierten Lokalrezidiven analysiert (Abb. 5). Die 5-Jahres-Überlebensrate betrug 21%, die 10-Jahres-Überlebensrate 5%, die durchschnittliche Überlebenszeit betrug 2½ Jahre nach Beginn der Strahlentherapie. 3% bzw. 7 Patientinnen waren noch nach 15 Jahren rezidivfrei und somit geheilt. Von anderen Autoren wird die durchschnittliche Überlebenszeit mit 2 Jahren angegeben, nach 3 Jahren leben durchschnittlich noch 35% und nach 5 Jahren noch 25% der Patientinnen (Tab. V).

Ein anderer bedeutungsvoller Befund der genannten Studie wird darin gesehen, daß sich bei Patientinnen, deren Rezidiv durch Strahlentherapie vollständig unter Kontrolle zu bringen war, eine höhere Heilungsrate mit 25% nach 5 Jahren zeigte, als bei denjenigen mit nur teilweisem Ansprechen auf die Strahlentherapie mit 9%. Die bisherigen, spärlichen Literaturangaben über Behandlungsergebnisse von Lokalrezidiven in Relation zu ihrer Größe erlauben keine schlüssige Aussage bezüglich der Frage, inwieweit ein verzögerter Therapiebeginn eine Rolle spielen kann. Solange diese Frage nicht eindeutig geklärt ist, sollte man bei Patientinnen mit erhöhtem Risiko für die Entwicklung von Lokalrezidiven keine Rekonstruktionsmethoden anwenden, die zu einer Verdeckung der Haut- und Gewebspartien führen, wo Lokalrezidive entstehen können.

Bedwinek et al. [3] haben die Faktoren zusammengestellt, die einen signifikanten Einfluß auf das Überleben nach Auftreten von Lokalrezidiven haben, wie das Vorliegen von einzelnen oder multiplen Rezidiven, die Größe des Tumors mit einem Durchmesser von weniger als 1 cm, 1–3 cm und über 3 cm sowie das symptomfreie Intervall (Tab. VI). Kommen mehrere günstige Faktoren zusammen, so verbessert sich die Prognose entsprechend. Andererseits wurden die Faktoren aufgezeigt, die keinen signifikanten Einfluß auf das Überleben haben, wie das Stadium der Erkrankung, der Lymphknotenstatus und die Lokalisation des Primärtumors (Tab. VII). Mit Einführung dieser Kriterien werden erste Ansätze in der Literatur für eine prognostische Aussage über Patientinnen mit Lokalrezidiven gemacht. Diese werden durch die verbesserten Möglichkeiten der Hormon- und Chemotherapie in Zukunft größere Bedeutung erlangen. Prospektive Studien in dieser Richtung werden somit zunehmendes Interesse finden. *Paterson* et al. [32] haben als wichtigsten Prognosefaktor den

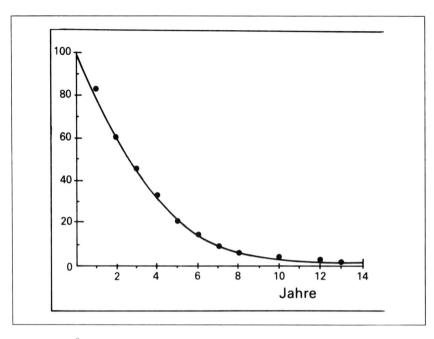

Abb. 5. Überlebensrate nach Auftreten eines Lokalrezidivs bei 170 Patientinnen nach [*Chu* 1982]; n = 170.

Tabelle V. 5-Jahres-Überlebensrate bei isoliertem Lokalrezidiv

	n	
Toonkel	121	43% (27–55)
Shah, Urban [37]	52	43%
Koch [23]	37	19%
Gilliland [18]	51	18%
Zimmermann [45]	203	3,4%
Donegan [14, 15]	146	3,9%
Bedwinek [3]	129	38% (0–53)*
Chu [7]	215	21%
Spratt [38, 39]	146	3,9%
Nikkanen	98	42% (32–52)*
Stadler [40]	149	28% (19–54)*
Total	1347	25*

* In Relation zu prognostischen Kriterien: Einzelne oder multiple Rezidive, symptomfreies Intervall etc.

Östrogenrezeptorstatus bezeichnet. *Possinger* [34] konnte in einer Studie nachweisen, daß Patientinnen mit Haut- und Skelettmetastasen bei positivem Rezeptorstatus nach Hormon- und Chemotherapie eine durchschnittliche Überlebenszeit von 36 Monaten erzielten gegenüber 22 Monaten bei Patientinnen mit negativem Rezeptorstatus.

Entsprechend den Ausführungen von *Bedwinek* spielt die Größe des Tumors zur Zeit des Behandlungsbeginns eines Rezidivs eine signifikante Rolle [3]. Somit könnte bei isoliert auftretenden Lokalrezidiven, die durch eine Brustrekonstruktion verdeckt werden, ein Nachteil entstehen. Deshalb sollte dieser Gesichtspunkt bei der Auswahl des Krankengutes bezüglich der Häufigkeit des Auftretens von Lokalrezidiven berücksichtigt werden.

Tabelle VI. Faktoren mit signifikantem Einfluß auf die 5-Jahres-Überlebensrate nach Behandlung des Lokalrezidivs

1. Zahl der Rezidive	Einzeln	Multipel	
	45%	22%	
2. Größe des größten Rezidivs	< 1 cm	1–3 cm	> 3 cm
	51%	18%	23%
3. Symptomfreies Intervall	> 24 Mte.	< 24 Mte.	
	56%	17%	
Überleben bezüglich der Anzahl guter prognostischer Indikatoren			
	0 : 0% 1 : 18% 2 : 25% 3 : 53%		
Inzidenz der Fernmetastasen: prognostische Indikatoren nicht signifikant			

Bedwinek [3]   n = 129 (p < 0,05) (Prognostic indicators)

Tabelle VII. Faktoren ohne Einfluß auf die 5-Jahres-Überlebensrate nach Behandlung des Lokalrezidivs

1. Stadium	I	II	III
	37%	32%	22%
2. Lymphknoten	0	1–3	4
	37%	36%	23%
3. Lokalisation	Brustwand:	Brustwand und Lymphknoten:	
	39%	33%	
4. Menopause	36% vs. 37%		

Bedwinek [3]   n = 129 (p < 0,1)

Um die Frage zu klären, inwieweit durch eine Brustrekonstruktion Lokalrezidive verdeckt werden können, muß auf die einzelnen Methoden der Rekonstruktion eingegangen werden. Bei einer subkutanen Implantation der Prothese wird im Gegensatz zur submuskulären Implantation die Muskulatur verdeckt. Theoretisch ist somit möglich, daß unter der Prothese im Bereich der Muskulatur Lokalrezidive entstehen, die der direkten physikalischen Diagnostik durch Palpation nicht oder nur erschwert zugänglich sind und im Extremfall nur durch Xeroradiographie diagnostiziert werden können. Dazu ist zu sagen, daß nach der Statistik Lokalrezidive in der Muskulatur außerordentlich selten auftreten. Ihre Häufigkeit ist bei negativem Lymphknotenbefall mit 1,1 % (*Denoix* [12]) und von *Haagensen* [19] mit 3,7 % angegeben, wobei zu betonen ist, daß sie nur bei zentraler oder medialer Lokalisation der Karzinome gefunden wurden. Da die Ergebnisse der Therapie tiefsitzender Rezidive nach *Mattheim* [28] fast immer schlecht sind, kann die Prognose nicht entscheidend beeinflußt werden. Bei den am häufigsten angewandten Operationsmethoden, wie der abdominellen Verschiebeplastik, dem thorakoepigastrischen Lappen oder dem Latissimus-dorsi-Haut-Muskellappen (Abb. 6), bleiben alle Haut- und Gewebsregionen, in denen Lokalrezidive auftreten können, der direkten Diagnostik durch Palpation und physikalische Untersuchungen zugänglich. Im Gegensatz dazu können allerdings bei der Verwendung des kontralateralen thorakoepigastrischen Lappens (Abb. 7) ebenso wie auch bei dem unteren Rektuslappen potentielle Rezidive verdeckt werden, denn bei diesen Operationsmethoden wird Haut und Gewebe aus der Nachbarschaft der Amputationsnarbe in die Tiefe versenkt. Sie sind deshalb durch Palpation schwerer aufzufinden oder gegebenenfalls nur durch Xeroradiographie zu erfassen. Diese Operationsmethoden sollten daher nur den Patienten mit entsprechend günstiger Prognose vorbehalten bleiben.

Schließlich bleibt noch der Diskussionspunkt, ob das verwendete Kunststoffmaterial zur Konturwiederherstellung bei der Brustrekonstruktion kanzerogene Wirkung haben kann. 1979 schrieb *Leis* [25], es gäbe keinen Anhalt dafür, daß durch Silikonimplantate ein Karzinom induziert werden kann. Diese Auffassung wurde von zahlreichen anderen Autoren wie *Urban* [42, 43] und *Dowden* et al. [16] bestätigt. Experimentell wurde nachgewiesen, daß die Immunabwehr durch Silikonimplantate nicht vermindert werden kann, weder bei normalen Tieren noch dann, wenn sie nach Exzision von transplantierten Tumoren verwendet worden waren [21]. *De Cholnoky* [10] berichtete über die Verwendung von Silikonim-

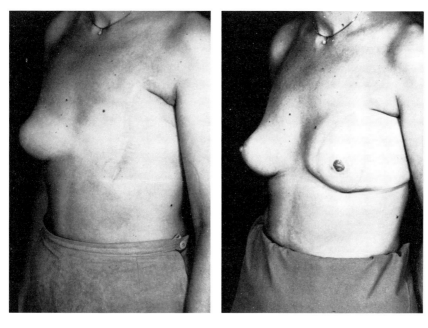

Abb. 6. a 36jährige Patientin nach radikaler Mastektomie; *b* Rekonstruktion der Brust mit Latissimus-dorsi-Hautmuskellappen.

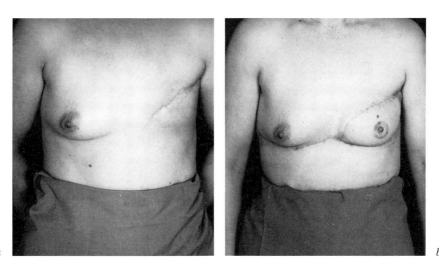

Abb. 7. a 41jährige Patientin nach modifiziert radikaler Mastektomie und Nachbestrahlung; *b* Zustand nach Rekonstruktion der Brust mit körpereigenem Gewebe durch den kontralateralen thorakoepigastrischen Hautmuskellappen, dem sogenannten Upper recuts flap.

plantaten bei 10 941 Patientinnen und fand innerhalb einer 20-Jahres-Periode keinen Anhalt dafür, daß Silikonimplantate eine kanzerogene Wirkung haben. Somit kann von dieser Seite für die Patientin kein Risiko entstehen.

Zusammenfassung

Im Vorausgegangenen wurde versucht, zum Problem des Lokalrezidivs nach plastischen Operationen wegen eines Karzinoms Stellung zu nehmen und soweit es zum gegenwärtigen Zeitpunkt möglich ist, gesicherte Fakten aufzuführen.

Im Hinblick auf die Frage 1 (Kann die Brustrekonstruktion die Inzidenz von Lokalrezidiven erhöhen?) wurde der Nachweis geführt, daß die gleiche Anzahl von Lokalrezidiven bei Patientinnen mit Brustrekonstruktionen entsteht wie bei Patientinnen ohne Rekonstruktion.

Die Frage 2 (Kann die Brustrekonstruktion Lokalrezidive verbergen?) ist dahingehend zu beantworten, daß der weitaus überwiegende Teil der Rekonstruktionsmethoden die in Frage kommenden Haut- und Gewebsanteile, wo Lokalrezidive entstehen können, nicht verdeckt. Lokalrezidive sind aus diesem Grunde also genauso gut zu erkennen wie sonst auch. Lediglich spezielle Operationsverfahren, die Hautanteile aus der Nachbarschaft der Mastektomienarbe in die Tiefe versenken, sollten Patientinnen vorbehalten bleiben, bei denen das Auftreten von Rezidiven extrem unwahrscheinlich ist.

Die Frage 3 (Kann die Verzögerung des Erkennens von Lokalrezidiven eine Änderung der Prognose verursachen?) ist dahingehend zu beantworten, daß eine Beziehung zwischen Lokalrezidiven und Tumorgeneralisation nachgewiesen werden konnte, die nach einem ganz bestimmten Muster synchron abläuft, wobei Lokalrezidive nur ein Ausdruck der Systematisierung der Erkrankung sind und deshalb per se keinen Einfluß auf die Prognose haben.

Wenn man alle Gesichtspunkte zusammenfaßt, muß man feststellen, daß ein Risiko für die Patientin im Hinblick auf eine Wiederaufbauplastik nicht besteht, wobei aber die Wahl der geeigneten Aufbauplastik berücksichtigt werden sollte. Es sollte grundsätzlich die statistisch berechenbare Wahrscheinlichkeit für das Auftreten eines Lokalrezidivs mit der Patientin besprochen werden und in diesem Zusammenhang auch der Zeitplan für die Brustrekonstruktion festgesetzt werden.

Literatur

1   Abbes, M.: Diskussionsbemerkung auf dem Intern. Congr. Plast. Surg. (Montreal 1983).
2   Bailey, M. E.; Rathnavel, K.; Wyatt, A. P.: The problem of local recurrence following conservative surgery for carcinoma of the breast. Br. J. Surg. *60:* 957–958 (1973).
3   Bedwinek, J. M.; Lee, J.; Fineber, B.: Prognostic indicators in patients with isolated local-regional recurrence of breast cancer. Cancer *47:* 2232–2235 (1981).
4   Bohmert, H. (ed.): Brustkrebs und Brustrekonstruktion (Thieme, Stuttgart 1982).

5   Bruce, J.; Carter, D.; Fraser, J.: Patterns of recurrent disease in breast cancer. Lancet *i:* 433–435 (1970).

6   Carroni, R.: The problem of local recurrence after breast reconstruction. Vortrag Internat. Congr. Plast. Surg. (Montreal 1983).

7   Chu, F.: Radiation therapy for locally advanced, recurrent, or disseminated breast cancer; in Gallagher, Leis, Snyderman (eds.), The breast, pp. 343–355 (Mosby Co., Saint Louis 1978).

8   Cooke, T.; George, D.; Shields, R.; Maynard, P.; Griffiths, I. C.: Estrogen receptors and prognosis in early breast cancer. Lancet *i:* 995–997 (1979).

9   Dao, T.; Nemoto, T.: The clinical significance of skin recurrence after radical mastectomy in women with cancer of the breast. Surgery Gynec. Obstet. *117:* 447–453 (1963).

10 De Cholnoky, T.: Augmentation mammaplasty: Surgery of complications in 10,941 patients by 265 surgeons. Plastic reconstr. Surg. *45:* 573 (1970).

11 Deck, K.; Kern, W.: Local recurrence of breast cancer. Archs. Surg. *111:* 323–325 (1976).

12 Denoix, P.: Treatment of malignant breast tumors; in Denoix (ed.), Results in cancer research, pp. 87–91 (Springer, Berlin, Heidelberg, New York 1970).

13 DerHagopian, R.; Zaworski, R.; Sugerbaker, E.; Ketcham, A.: Management of locally recurrent breast cancer adjacent to prosthetic implants. Am. J. Surg. *141:* 590–592 (1981).

14 Donegan, W.: Local and regional recurrence; in Spratt, Donegan (eds.), Cancer of the breast, pp. 191 (Saunders & Co, Philadelphia 1967).

15 Donegan, W.; Perez-Mesa, C.; Watson, F.: A biostatistical study of locally recurrent breast carcinoma. Surgery Gynec. Obstet *123:* 529–540 (1966).

16 Dowden, R. V.; Horton, C. E.; Rosato, F. E.: Reconstruction of the breast after mastectomy for cancer. Surgery Gynec. Obstet *149:* 109 (1979).

17 Fraser, D.; Galdabini, J.; Dick, W.: Delayed recurrence of breast carcinoma. Am. J. Surg. *123:* 598–600 (1972).

18 Gilliand, M. D.; Barton, R. M.; Copeland, E. M.: The implications of local recurrence of breast cancer as the first site of therapeutic failure. Ann. Surg. *197:* 284–287 (1983).

19 Haagensen, C. D.: Local recurrence following radical mastectomy; in Haagensen (ed.), Diseases of the breast, pp. 627–629 (Saunders, Philadelphia 1971).

20 Haagensen, C. D.; Stout, A. P.: Carcinoma of the breast: Criteria of operability. Ann. Surg. *118:* 1032–1051 (1943).

21 Harris, H.: Surgery of breast implants from the point of view of carcinogenesis. Plastic reconstr. Surg. *28:* 81–83 (1961).

22 Knight, W. A.; Livingstone, R. B.; Gregory, E. J. et al.: Estrogen receptor: An independent prognostic factor for early recurrence in breast cancer. Cancer Res. *37:* 4669–4671 (1977).

23 Koch, H. L.; Voss, A. C.; Ahlemann, L. M.: Die Prognose des Rezidivs beim operierten und nachbestrahlten Mammacarcinom. Strahlentherapie *156:* 750 (1980).

24 Kubli, F.; Lorenz, U.: Die chirurgische Rekonstruktion nach Mammaamputation; in Kubli, Nagel, Kadach, Kaufmann (eds.), Neue Wege in der Brustkrebsbehandlung, pp. 135–151 (Zuckschwerdt, München, Bern, Wien 1983).

25 Leis, H. P.: Selective and reconstructive surgical procedures for carcinoma of the breast. Surgery Gynec. Obstet *148:* 17 (1979).

26 Lejour, M.; De Mey, A.; Mattheim, W.: Local recurrence and metastases of breast cancer after 194 reconstructions. Chir. plast. 7: 131 (1983).

27 Marshall, K. A.; Redferin, A.; Cady, B.: Local recurrences of carcinoma of the breast. Surgery Gynec. Obstet 139: 406–408 (1974).

28 Mattheim, W.: Modern trends in treatment of breast cancer. Acta chir. belg. 79: 77 (1980).

29 Mendelson, B.: Local recurrence of breast cancer: Its significance in relation to breast reconstruction. Ausf. N. Z. J. Surg. 52: 59–63 (1982).

30 Oliver, D. R.; Sugarbaker, E. D.: The significance of skin recurrences following radical mastectomy. Surgery Gynec. Obstet 85: 360–367 (1947).

31 Paterson, A. H. G. et al.: Influence and significance of certain prognostic factors on survival in breast cancer. Eur. J. Cancer 18: 937–943 (1982).

32 Paterson, R.; Russell M.: Clinical trials in malignant disease. Part II, Breast cancer: Value of irradiation of the ovaries. J. Fac. Radiol. 10: 130–135 (1957).

33 Petit, D.: Local recurrences after breast reconstruction. Vortrag: 2. International Course for Breast Reconstruction (Brüssel 1983).

34 Possinger, K.: Vortrag auf dem 9. Oberstaufener Symposium für praktische Onkologie: Neue Aspekte der Hormon- und Zytostatikatherapie (Oberstaufen, Juni 1984).

35 Prpic, J.: Local recurrence after breast reconstruction. Vortrag: Intern. Congr. Plast. Surg. (Montreal 1983).

36 Rodman, S. J.: Skin removal in radical breast amputation. Ann. Surg. 118: 694–701 (1943).

37 Shah, J. P.; Urban, J. A.: Full thickness chest wall resection for recurrent breast cancer involving the bony chest wall. Cancer 35: 567–574 (1975).

38 Spratt, J. S.; Donegan, W. L.: Cancer of the breast; in Spratt (ed.), Local and regional recurrance, p. 191 (Saunders & Co, Philadelphia 1967).

39 Spratt, J. S.: Locally recurrent cancer after radical mastectomy. Cancer 17: 1501–1509 (1964).

40 Stadler, B.; Kogelnik, H. D.: Der klinische Verlauf von Patientinnen mit isolierten Brustwandrezidiven eines Mammacarcinoms. Strahlentherapie 159: 676–681 (1983).

41 Stewart, F. T.: Amputation of the breast by transverse incision. Am. Surg. 62: 290 (1915).

42 Urban, J.: Management of operable breast cancer. The surgeon's view. Cancer 42: 2066–2077 (1978).

43 Urban, J.: Panel discussion on breast reconstruction; in Snyderman (ed.), Problems of the female breast as related to neoplasm and reconstruction, pp. 65–73 (Mosby Co, St. Louis 1973).

44 White, W. C.: The problem of local recurrence after radical mastectomy for carcinoma. Surgery 19: 149–153 (1946).

45 Zimmermann, K. W.; Montague, E. S.; Fletcher, G. H.: Frequency, anatomical distribution and management of local recurrences after definitive therapy for breast cancer. Cancer 1: 67–73 (1966).

Prof. Dr. med. H. Bohmert, Abteilung für Plastische Chirurgie, Chirurgische Klinik und Poliklinik der Universität München, Klinikum Großhadern, Marchioninistr. 15, D-8000 München 70 (BRD)

Beitr. Onkol., vol. 22, pp. 91–101 (Karger, Basel 1985)

Gesichertes und neue Trends in der endokrinen Behandlung des Mammakarzinoms

H. Maass

Univ.-Frauenklinik Eppendorf, Hamburg, BRD

Die endokrine Therapie war lange Zeit die einzige Möglichkeit, Mammakarzinome im Stadium der Metastasierung zu behandeln. Dieses Referat wird sich daher auch – soweit es sich um «Gesichertes» handelt – mit den Behandlungsmöglichkeiten beim metastasierten Mammakarzinom beschäftigen. Ein zunehmendes Interesse gewinnt jedoch die Frage, inwieweit endokrine Behandlungsverfahren im Rahmen der adjuvanten systemischen Therapie eingesetzt werden können. Hier sind zur Zeit lediglich Trends erkennbar.

Die endokrinen Therapieverfahren beim metastasierten Mammakarzinom haben im wesentlichen aus zwei Gründen wieder zunehmende Bedeutung erlangt:

1. durch die besseren Selektionsverfahren mit Hilfe der Bestimmung des Rezeptorstatus und

2. durch zum Teil darauf basierende Entwicklungen von Substanzen, welche die früher üblichen, eingreifenden ablativen endokrinen Verfahren weitgehend abgelöst haben.

Die Remissionsraten nach den verschiedenen Verfahren endokriner Therapie sind in der Größenordnung ähnlich (Tab. I). Bei nichtselektioniertem Patientengut betragen die Raten objektiver Remissionen etwa 30 %, weitgehend unabhängig von der Art des Verfahrens. Sie liegen damit eindeutig niedriger als nach Anwendung polychemotherapeutischer Maßnahmen. Unter Berücksichtigung des Rezeptorstatus, insbesondere dann, wenn noch andere günstige Parameter vorhanden sind, lassen sich die Remissionsraten deutlich erhöhen, mindestens auf die Höhe derjenigen, die man unter aggressiven Polychemotherapieschemata beobachtet. Günstiger ist der zusätzliche Nachweis des Progesteronrezeptors.

Die Selektionsmöglichkeit mit Hilfe des Rezeptorstatus gehört zu den gesicherten Tatsachen. Dieses trifft für alle endokrinen Verfahren zu, wie aus den Daten hervorgeht, die auf dem Consensus Meeting 1979 in Bethesda/USA zusammengefaßt wurden [9]. Besonders zeigt sich, daß bei fehlendem Östrogenrezeptor alle Verfahren weitgehend erfolglos sind (Tab. II).

Tabelle I. Endokrine Therapie beim metastasierten Mammakarzinom

Remissionsraten in % ohne Selektion

	20–35
ER +	50–60
ER + low risk	bis 80
ER + PgR +	65–75
ER + PgR −	30–40
ER − PgR +	~ 50
ER − PgR −	< 10

ER = Östrogen-Rezeptor
PgR = Progesteron-Rezeptor
Low risk = Günstige klinische Prognose-Parameter

Tabelle II. Objektive Remissionen nach verschiedenen endokrinen Verfahren bei metastasierten Mammakarzinomen (n = 807) (Consensus-Meeting Bethesda, Juni 1979)

	ER +	ER −
Ovarektomie	44/87	2/68
Adrenalektomie	89/171	6/65
Hypophysektomie	28/58	0/17
Östrogene	47/84	0/35
Androgene	14/28	0/22
Aminoglutethimid	19/38	1/7
Tamoxifen, Nafoxidin	66/118	5/45
Total	307/548 56%	13/259 5%

ER = Östrogen-Rezeptor   *Maass u. Jonat* [9]

Unter der Voraussetzung einer selektionierten stufenweisen Behandlung lassen sich relativ lange Überlebenszeiten nach Eintreten einer Metastasierung erreichen. Bisher gibt es darüber wenig Daten. Beispielhaft sollen die medianen Überlebenszeiten nach Anwendung ablativer Verfahren und unter Berücksichtigung des Östrogenrezeptorstatus in der nächsten Tabelle (Tab. III) dargestellt werden [1]. Mit «major ablation» ist die Adrenalektomie gemeint. Die längsten Überlebenszeiten erreicht man bei prämenopausalen Patientinnen, die auf die endokrinen ablativen Verfahren angesprochen haben und über Östrogenrezeptoren in ihrem Tumor verfügen. Soweit die Patientinnen nicht auf die endokrine Therapie angesprochen haben, wurde eine Polychemotherapie durchgeführt, die bei diesen Patientinnen nur zu einer relativ kurzfristigen Überlebenszeit geführt hat. Die Tabelle soll keinen Anspruch auf Allgemeingültigkeit erheben, sie soll lediglich darstellen, daß eine konsequent durchgeführte sequentielle Therapie unter Berücksichtigung bekannter Selektionsparameter zu langen Überlebenszeiten bei Patientinnen mit bereits metastasierten Mammakarzinomen führen kann.

Die relativ eingreifenden chirurgischen, endokrin ablativen Behandlungen sind weitgehend durch medikamentöse Verfahren ersetzt worden. In der Bundesrepublik wird die Adrenalektomie und Hypophysektomie praktisch nicht mehr durchgeführt. Selbst die Ovarektomie als relativ geringer Eingriff wird immer seltener. Es stellt sich jetzt die Frage, inwieweit gesichert ist, daß die medikamentöse endokrine Therapie des metastasierten Mammakarzinoms der ablativen gleichwertig ist.

Die meisten Erfahrungen liegen mit Antiöstrogenen vor, wobei sich

Tabelle III. Mediane Überlebenszeit nach dem ersten Auftreten von Metastasen

Behandlung	Monate
Reaktion auf Ovarektomie	56,1
Reaktion auf Ovarektomie und «major ablation», ER + und prämenopausal	71,8
Reaktion nur auf Ovarektomie ER −	34,3
Keine Reaktion auf Ovarektomie, keine Reaktion auf «major-ablation», ER −	13,5

Awrich et al. [1]

Tabelle IV. Remissionsraten bei Anwendung von Tamoxifen

	n	%
Prämenopause	222	30
Postmenopause	3,089	33
ER +	533	49
PgR +	122	62

Tabelle V. Aminoglutethimid-Remissionsraten

	%
Ohne Selektion	35
Nach Remission mit TAM	53
ER +	50

Tabelle VI. Therapieergebnisse mit Aminoglutethimid (mit Glukokortikoidsubstitution)

Patientinnen mit positivem Östrogenrezeptorstatus

	Behandelte Patientinnen	Komplette Remission Partielle Remission	Stabilisierung	Progression
Insgesamt	116	57 (~ 50%)	21 (18%)	38 (32%)

Tabelle VII. Therapieergebnisse mit Aminoglutethimid (mit Glukokortikoidsubstitution)

Wirkung auf Knochenmetastasen und Knochenschmerzen

	Patientinnen mit Knochenmetastasen	Positive Wirkung auf Knochenmetastasen (Remission bzw. Stabilisierung)
Insgesamt	568	283 (50%)

bisher das Tamoxifen wegen seiner leichten Applizierbarkeit und geringen
Nebenwirkungsrate durchgesetzt hat. Die Remissionsraten sind in Tabelle
IV dargestellt. Es handelt sich dabei immer um Sammelstatistiken, in die
nur selten prospektive Studien eingeflossen sind. Die Zahlen stammen
aber aus kontrollierten Kollektiven und sind inzwischen so groß, daß man
sie verwerten kann. Zunächst zeigt sich, daß die Remissionsrate sich auch
hier um die 30 %-Marke bewegt. Aufgrund der großen Patientenzahl sind
die Daten für postmenopausale Patientinnen gesichert. Ungesichert ist zur
Zeit noch, ob bei Prämenopausepatientinnen die Ovarektomie durch Tamoxifen ersetzt werden kann. Die bisher vorliegenden Daten sprechen
dafür, zeigen jedoch lediglich einen Trend an. Wahrscheinlich wird eine
höhere Dosis notwendig sein, wobei endokrinologische Untersuchungen
durchgeführt werden sollten, aus denen man eine optimale Dosis ermitteln kann. Der Östrogen- und Progesteronrezeptorstatus erweist sich auch
hier als brauchbarer Selektionsparameter [8].

Ein weiteres Behandlungsprinzip sind die Aromatasehemmer. Inzwischen liegen ausreichende Erfahrungen mit Aminoglutethimid, meist in
Kombination mit Corticosteroiden, vor (so bei *Santen und Henderson*
[12]). Wie Tabelle V zeigt, erheben sich wiederum ähnliche Remissionsraten wie bei den klassischen endokrinen Verfahren. Besonders wichtig ist,
daß die Ansprechwahrscheinlichkeit speziell nach vorangegangener Remission mit Tamoxifen ansteigt. Das Umgekehrte ist nach den bisher
vorliegenden Erfahrungen übrigens nicht der Fall. Patientinnen, die
auf Aminoglutethimid primär angesprochen haben, haben bei erneutem
Progress nur eine geringe Remissionswahrscheinlichkeit unter Tamoxifen.

Hinsichtlich der Korrelation zum Ostrogenrezeptorstatus liegen noch
nicht sehr viele Erfahrungen vor. Die nächste Tabelle (Tab. VI) zeigt, daß
Patientinnen, bei denen Östrogenrezeptoren nachgewiesen wurden, eine
deutlich bessere Remissionswahrscheinlichkeit aufweisen, insbesondere
dann, wenn man zu den objektiven Remissionen die «no-change»-Fälle
hinzuzieht.

Besonders geeignet für eine Behandlung mit Aminoglutethimid sind
Patientinnen mit Knochenmetastasen; bei nichtselektioniertem Patientengut profitierten 50 % der Patientinnen, wobei «no-change»-Fälle mit sub-
jektiver Remission mitgezählt wurden (Tab. VII). Beschrieben wird vor
allen Dingen eine deutliche Besserung der Knochenschmerzen.

Hinsichtlich der Remissionsdauer liegen unterschiedliche Angaben
vor. Sie schwanken zwischen 12 und 18 Monaten, wobei Patientinnen mit

kompletter Remission Remissionsdauern bis zu 30 Monaten erreichen. Man kann vermuten, daß die Remissionsdauern länger sind als nach der Chemotherapie, wobei allerdings berücksichtigt werden sollte, daß Patientinnen, die auf eine endokrine Therapie ansprechen, in der Regel zu der prognostisch günstigeren Gruppe gehören.

Eine besondere Bedeutung im Rahmen der endokrinen Therapie haben die hochdosierten Gestagene gebracht. Es handelt sich dabei um ein Behandlungsverfahren, das nicht voll mit den anderen endokrinen Verfahren vergleichbar ist, weil so hohe Dosen angewendet werden, daß ein zusätzlicher pharmakologischer Effekt angenommen werden kann. Seit langem ist bekannt, daß Gestagene am Endometrium die DNS-Synthese und Mitose hemmen. Nach den bisherigen – auch unseren eigenen – Erfahrungen haben sich hochdosierte Gestagene, wobei das Medroxyprogesteronacetat zur Anwendung kommt, vor allem auch nach Progression unter aggressiver Polychemotherapie als wirksam erwiesen.

Im Rahmen der sequentiellen Therapie wird Medroxyprogesteronacetat meistens als zweiter Behandlungsschritt nach vorangegangener endokriner Therapie mit Tamoxifen eingesetzt. Die Remissionsraten sind in Tabelle VIII aufgeführt. Sie scheinen auch bei nichtselektioniertem Patientengut höher zu liegen als bei den vorher genannten Verfahren. Dieses mag an dem zusätzlichen pharmakologischen zytostatischen Effekt liegen. Auch hier sind Fälle mit positivem Östrogenrezeptor günstiger. Bei Patientinnen mit fehlendem Östrogenrezeptor sprechen nur etwa 15 % auf eine Behandlung mit hochdosiertem Medroxyprogesteronacetat an. Diese Rate ist zwar höher als bei den meisten anderen Verfahren, berechtigt aber nicht zu der Behauptung, der Effekt der hochdosierten Gestagene wäre unabhängig vom Rezeptorstatus. Die Dosis sollte über 500 mg/die liegen [3], wobei nicht eindeutig erwiesen ist, ob 1000 oder 1500 mg zu definitiv besseren Resultaten führen [8].

Tabelle VIII. Remissionsraten bei Gabe von Medroxyprogesteronacetat (hochdosiert: > 500 mg/d)

	%
Ohne Selektion	42
ER +	56

Trends

Die Bestrebungen gehen dahin, die Charakterisierung der Tumoren zu verbessern. Vor allem bemüht man sich um den weiteren Ausbau des Rezeptorkonzeptes, wie es summarisch in Tabelle IX dargestellt ist. Mitaufgeführt sind die Versuche, mit Hilfe der Lektinbindung eine Charakterisierung zu ermöglichen, obwohl es sich hierbei nicht um Rezeptoren handelt. Hiermit soll beispielhaft angedeutet werden, daß man an einer Reihe anderer Möglichkeiten arbeitet, die Hormonsensibilität eines Mammakarzinoms prädiktiv zu testen. Hinsichtlich der Steroidhormonrezeptoren wird der Einsatz monoklonaler Antikörper besonders wichtige neue Aspekte eröffnen können.

Daneben sind neue Substanzen in Erprobung. Einige von ihnen sind in der nächsten Tabelle (Tab. X) erwähnt, ohne daß hier näher darauf

Tabelle IX. Ausbau des Rezeptor-Konzeptes

Monoklonale Antikörper gegen Rezeptorproteine
→ Genauere Messung der Rezeptormenge
→ Spezifisches immunhistochemisches Verfahren

Prolaktin-Rezeptoren

Lektin-Bindung

Tabelle X. Neue, in Erprobung befindliche Substanzen

Monohydroxy-Tamoxifen
Aromatase-Inhibitoren (z. B. Trilostan)
    → «chemische Adrenalektomie»
LH-RH-Agonisten
    → «chemische Kastration»
Danazol
Prolaktin-Inhibitoren
    bei Chemoresistenz
Rezeptorinduktion:
    TAM   →   ↑ Progesteronrezeptor
    Östrogene → ↑ Chemosensibilität
Rezeptor als Vehikel
    z. B. Koppelung von Steroiden und alkylierenden Substanzen

---

eingegangen werden kann. Es handelt sich sowohl um die Suche nach Antiöstrogenen mit möglichst geringer Östrogenrestwirkung als auch um Aromataseinhibitoren mit geringeren Nebenwirkungen sowie um Substanzen, die an anderen Stellen der endokrinen Regelkreise eingreifen.

Besonders interessant sind die Feststellungen der Arbeitsgruppe um *Nagel* hinsichtlich der Bedeutung des Prolaktins bei eingetretener Chemoresistenz [10].

Einen interessanten Ansatz zeigen Versuche, die über eine Manipula-

Tabelle XI. Adjuvante endokrine Therapie mit Tamoxifen

Randomisierte Studien	Laufzeit Jahre	Ergebnis
CMF vs. CMF + T Case Western (*Pearson* et al. [11])	6	+ T besser bei ER +
PF vs. PFT NSABP B.09 (*Fisher* [4])	4	+ T besser bei ER + PgR + und Postmenopause
T vs. Contr. NATO (*Baum* [2])	5	T besser Rez. unabh.?
T + Predn. vs. Contr. LUDWIG (*Goldhirsch* [5])	3	T + Predn. besser bei ER +
T vs. CMF bei low risk	3	T = CMF
AC vs. AC + T bei high risk GABG (*Kaufmann* et al. [6])	3	+ T besser vor allem Postmenopause und Rezidiv +

C = Cyclophosphamid
M = Methotrexat
F = 5 Fluoro-Uracil
T = Tamoxifen
P = Phenylalanin Mustad
NSABP = National Surgical Adjuvant Breast and Bowel Project
Contr. = Kontrolle
NATO = Nolvadex Adjuvant Trial Organization
LUDWIG = Ludwig-Studie
A = Adriamycin
GABG = Gynecological Adjuvant Breast Cancer Group

tion des Zellzyklus eine bessere Angriffsmöglichkeit für die Chemotherapie erhoffen [7] oder solche zur Induktion von Progesteronrezeptoren.

Schon längere Zeit sind – ähnlich wie beim Prostatakarzinom – Versuche im Gange, Rezeptoren als Vehikel für alkylierende Substanzen zu benutzen. Die bisherigen Studien mit solchen Substanzen haben beim metastasierten Mammakarzinom noch nicht zu dem gewünschten Erfolg geführt.

Der wichtigste Trend scheint mir dahin zu gehen, die adjuvante systemische Therapie des Mammakarzinoms durch endokrine Verfahren zu ergänzen oder gegebenenfalls die adjuvante Chemotherapie für bestimmte Untergruppen durch eine adjuvante endokrine Therapie zu ersetzen.

Die bisher publizierten Ergebnisse von Studien haben eine zu geringe Laufzeit, um hieraus bereits definitive Schlüsse zu ziehen, was allerdings gelegentlich schon geschieht. Summarisch sind die wichtigsten zur Zeit laufenden Studien in Tabelle XI zusammengefaßt. Es führt zu weit, im einzelnen auf die Studien und ihre Ergebnisse einzugehen, dazu sei auf die entsprechenden Literaturzitate verwiesen. Ein Trend ist dahingehend erkennbar, daß eine alleinige oder zusätzliche endokrine Therapie günstigere Resultate bei Patientinnen erzielt, bei denen im Primärtumor Östrogen- und/oder Progesteronrezeptoren nachweisbar waren. In der NSABP-B.09-Studie [4] zeigt sich vor allen Dingen eine deutliche Abhängigkeit vom quantitativen Rezeptorgehalt, allerdings nur bei Postmenopause-Patientinnen. Demgegenüber scheint eine Abhängigkeit der Tamoxifen-Wirkung vom Rezeptorstatus in der NATO-Studie nicht eindeutig vorzuliegen. Berücksichtigt man jedoch den quantitativen Rezeptorgehalt, ergibt sich durchaus eine Korrelation. Ähnliches zeigt sich bei der bisher einzigen in der Bundesrepublik durchgeführten rezeptororientierten Studie (GABG-Studie).

Zusammenfassung

Gesichertes

Bei entsprechender Selektion erreicht die endokrine Therapie gleiches wie die Chemotherapie. Unter diesen Voraussetzungen sind die Remissionsdauern und die Überlebenszeiten nach Eintritt einer Metastasierung länger. Als verläßlichste Selektionshilfe gilt der Rezeptorstatus.

Trends

Erprobt wird eine weitere Verbesserung der Selektionsparameter durch morphologische und durch chemische Untersuchungsmethoden am Tumorgewebe. Die medikamentöse endokrine Therapie wird durch Entwicklung neuer Medikamente ausgeweitet. Eine besondere Bedeutung wird in Zukunft die adjuvante endokrine Therapie nach entsprechender Selektion mit oder ohne gleichzeitige Chemotherapie gewinnen.

Literatur

1   Awrich, A. E.; Peetz, M. E.; Moseley, H. S.; Keenan, E.; Davenport, C. E.; Fletcher, W. S.: The importance of treatment sequence in advanced and metastatic carcinoma of the breast. J. surg. Oncol. *21:* 9–17 (1982).

2   Baum, M.: Report from the NATO-Trial. 4th Intern. Conf. on the Adjuvant Therapy of Cancer (Tucson, Arizona 1984).

3   Cavalli, F.; Goldhirsch, A.; Jungi, F.; Martz, G.; Mermillod, B.; Alberto, P.: Randomized trial of low- versus high-dose medroxyprogesterone acetate in the induction treatment of postmenopausal patients with advanced breast cancer. J. clin. Oncol. *2:* 414–419 (1984).

4   Fisher, B.: 4-Jahres-Resultate des NSABP-Protokolls B.09: Adjuvante Chemotherapie des Mammakarzinoms mit Chemotherapie und Tamoxifen; in Kubli, Nagel, Kadach, Kaufmann (eds.), Neue Wege der Brustkrebsbehandlung, Aktuelle Onkologie, vol. 8, pp. 152–167 (Zuckschwerdt, München, Bern, Wien 1983).

5   Goldhirsch, A.: Problems of adjuvant endocrine treatment in postmenopausal patients: Ludwig Breast Cancer Trials (2. Intern. Conf. on Adjuvant Chemotherapy of Breast Cancer, St. Gallen 1984).

6   Kaufmann, M.; Maass, H.; Kubli, F.; Jonat, W.; Caffier, H.; Melchert, F.; Hilfrich, J.; Mahlke, M.; Stosiek, U.; Brunnert, K.; Kleine, W.; Schorscher, H.; Hohlweg-Majert, P.; Stiglmayer, R.; Wander, H. F.: Risk adapted adjuvant chemo-/hormotherapy in operable nodal positive breast cancer. Gynecological Adjuvant Breast Cancer Group (GABG) (Grune & Stratton, New York 1984).

7   Lippman, M. E.; Cassidy, J.; Wesley, M.; Young, R. C.: A randomized attempt to increase the efficacy of cytotoxic chemotherapy in metastatic breast cancer by hormonal synchronization. J. clin. Oncol. *2:* 28–36 (1984).

8   Maass, H.: Indikationen und Ergebnisse der Antiöstrogenbehandlung; in Kubli, Nagel, Kadach, Kaufmann (eds.), Neue Wege in der Brustkrebsbehandlung, Aktuelle Onkologie, vol. 8, pp. 217–227 (Zuckschwerdt, München, Bern, Wien 1983).

9   Maass, H.; Jonat, W.: Steroidhormonrezeptoren in Mammakarzinomen. Geburtsh. Frauenheilk. *39:* 761–764 (1979).

10 Nagel, G. A.; Wander, H. E.: Metastasierende Mammakarzinome. Dtsch. Ärztebl. *9:* 399–402 (1981).

11 Pearson, O. H.; Hubay, C. A.; Marshall, J. S.; Gordon, N. H.; McGuire, W. L.:

Adjuvante Hormontherapie des Mammakarzinoms; in Kubli, Nagel, Kadach, Kaufmann (eds.), Neue Wege in der Brustkrebsbehandlung, Aktuelle Onkologie, vol. 8, pp. 179–196 (Zuckschwerdt, München, Bern, Wien 1983).

12   Santen, R. J.; Henderson, I. C.: A comprehensive guide to the therapeutic use of Aminoglutethimide (Karger, Basel 1982).

Prof. Dr. med. H. Maass, Dir. d. Univ.-Frauenklinik, Martinistraße 52, D-2000 Hamburg 20 (BRD)

Beitr. Onkol., vol. 22, pp. 102–111 (Karger, Basel 1985)

Chemotherapieresistenz beim Mammakarzinom

S. Seeber

Zentrum für Innere Medizin, Medizinische Klinik III, Leverkusen, BRD

Als *Cooper* et al. [4] in einer vorläufigen Mitteilung von einer fast 90%igen Ansprechquote auf die kombinierte Chemotherapie CMFVP berichteten, war man geneigt, das Mammakarzinom zu den besonders chemotherapiesensiblen Tumoren zu rechnen. Es schien nur eine Frage der Zeit zu sein, bis auch bei diesem Tumor im Stadium der Dissemination ähnliche Langzeitergebnisse wie etwa bei malignen Lymphomen erzielbar sein würden. Bekanntermaßen ist anstelle solcher Spekulationen inzwischen eine Ernüchterung eingetreten: Nicht selten stellt ein refraktäres Mammakarzinom den schwierigsten Fall auf der onkologischen Station dar.

Das Problem der Chemotherapieresistenz beim metastasierten Mammakarzinom kann aus klinischer Sicht zunächst durch die Umkehr der heute allseits akzeptierten Eckdaten der Chemotherapie definiert werden: Diese beinhalten [3],

– daß die primären Remissionsraten insgesamt zwischen 40 und 80% liegen,

– daß die mittlere Remissionsdauer etwa 8–10 Monate, das mediane Überleben nach Chemotherapiebeginn etwa 14–18 Monate, bei ansprechenden Patientinnen 20–28 Monate beträgt,

– daß Vollremissionen meist nur bei weniger als 20% der Patientinnen eintreten und

– daß allenfalls sporadisch mit dauerhaften Remissionen zu rechnen ist.

Daraus ist abzuleiten, daß die Chemotherapie des Mammakarzinoms nach wie vor selbst in Fällen früh entdeckter Metastasierung palliativen Charakter trägt, wobei eine primäre, intrinsische Resistenz wohl für die beschränkten Remissionsquoten, eine sekundäre, erworbene oder induzierte Resistenz wohl zumindest teilweise für die beschränkte Remissionsdauer verantwortlich zu machen ist.

Als Basis der Chemotherapie können einmal die CMF-Kombination, zum anderen Kombinationen auf der Basis von Adriamycin und Cyclophosphamid gelten. Die Ansprechquoten Adriamycin-haltiger Protokolle werden generell als etwas höher eingestuft; dieser Vorteil hat jedoch für die Gesamtheit der Patientinnen hinsichtlich der Überlebenszeit wenig Bedeutung, legt allenfalls nahe, adriamycinhaltige Protokolle bei Patientinnen des sogenannten «hohen Risikos» primär einzusetzen. Das hohe Risiko stellt eine klinische Erfahrung dar. Es ist nicht ganz klar, welche Schlüsse bezüglich des Problems der Chemotherapieresistenz aus den bekannten ungünstigen Prognosefaktoren abgeleitet werden können: Einen Bezug zum Resistenzproblem hat sicher die chemische oder radiologische Vorbehandlung, auch ein schlechter Allgemeinzustand, wobei, was diesen letzteren Gesichtspunkt angeht, auch die moderne Immunologie noch nicht hat zeigen können, weshalb eine vergleichbare Patientengruppe mit ähnlicher Tumorausbreitung, aber reduziertem Zustand, auf dieselben zytotoxischen Maßnahmen schlechter anspricht. Die Hyperprolaktinämie ist sicherlich ein für das Problem der Chemotherapieresistenz wichtiger, wenn auch in seiner Wirkung etwas unklarer negativer Prognosefaktor: Offenbar ist es nach Berichten der Göttinger Gruppe möglich, durch Normalisierung der Prolaktinspiegel unter Bromocriptin wieder ein verbessertes chemotherapeutisches Ansprechen zu erlangen [20].

Die Beziehungen zwischen Rezeptorstatus und Chemotherapie-Sensitivität sind seit den ersten Berichten von *Lippmann* [16] und *Kiang* [14]

Tabelle I. Abhängigkeit der Wirkung Doxorubicin-haltiger Chemotherapie vom Östrogenrezeptor (ER) (nach *Livingston* [18]*)

Chemotherapie −Regime	Definition ER+ (fmol/mg)	Ansprechrate** (CR + PR)	
		ER+	ER−
Mit ADR	> 3–7	30–40 %	60–70 %
Ohne ADR	> 3–7	~70 %	~50 %

* Retrospektive Analysen ohne statistischen Vergleich
** Ansprechdauer bei ER+ >>ER−

kontrovers diskutiert worden. *Lippmann* et al. hatten gefunden, daß Östrogenrezeptor-negative Patientinnen mit größerer Wahrscheinlichkeit auf Chemotherapie ansprechen, die Daten von *Kiang* ergaben hingegen keine sichere Beziehung zwischen Rezeptorstatus per se und Chemotherapieerfolg. Nach einer kumulativen Analyse von Livingston ergab sich jedoch der folgende interessante Gesichtspunkt (Tab. I): Eine Adriamycin-haltige Chemotherapie war bei Rezeptornegativität in praktisch allen, retrospektiv durchgeführten Analysen den Chemotherapieformen ohne ADM (z. B. CMF, CMFVP) überlegen und ein umgekehrter, wenn auch weniger deutlicher Trend – d. h. bessere Ergebnisse durch CMF – ergab sich bei positivem Östrogenrezeptor. Wenn in prospektiver Analyse tatsächlich der Beweis gelänge, daß ER-negative Patientinnen primär mit Anthracyclin-Kombinationen, ER-positive eher mit CMF zu behandeln wären, so müßte dies die Gesamtergebnisse der Chemotherapie bei diesem Tumor infolge Erhöhung der Spezifität verbessern und hätte auch für die Therapieplanung im adjuvanten Bereich eine gewisse Bedeutung. Die erhöhte Anthracyclin-Empfindlichkeit ER-negativer Mammakarzinomzellen im Vergleich mit ebenfalls in vitro kultivierten ER-positiven Linien konnte in verschiedenen Analysen gezeigt werden [11, 13].

Es ist davon auszugehen, daß bei Notwendigkeit zur Chemotherapie der größte Teil der Patientinnen derzeit mit einer CMF-ähnlichen Kombination, ein anderer Teil primär auf der Basis von Anthracyclinen oder verwandten Substanzen (z. B. Anthrachinon-Derivate) behandelt wird, wobei die Selektion für die Erstbehandlung noch weitgehend empirisch erfolgt. Für die längerfristige Prognose ist nicht nur die primäre Ansprechquote und die Ansprechdauer von Bedeutung, sondern auch die Möglichkeit alternativer Therapien im Falle der Resistenz.

Die Untersuchungen der Mailänder Gruppe müssen hier als wegweisend gelten [1]. Es handelt sich um den prospektiven Vergleich von CMF

Tabelle II. «Salvage»-Chemotherapie bei fortgeschrittenem Mammakarzinom (*Brambilla* et al., 1976; *Bonadonna und Valagussa*, 1983)

Erstbehandlung	Zweitbehandlung	Erfolg der Zweitbehandlung	
		CR + PR	Mediane Dauer (Monate)
CMF	AV	22%	4,5
AV	CMF	20%	7,5

mit Adriamycin/Vincristin und einem geplanten «cross-over» bei Resistenz bzw. Rückfall. Diese Studie zeigte frühzeitig, wie schwierig es beim Mammakarzinom ist, Zweitremissionen von klinisch bedeutsamer Dauer und Qualität zu induzieren. Im einzelnen ergab sich (Tab. II), daß jeweils nur noch etwa 20% der Patientinnen kurzfristig auf die jeweilige Alternative ansprachen. Darüber hinaus war es für das Überleben der Patientinnen unerheblich, mit welcher der beiden Chemotherapiemodalitäten begonnen wurde. Eine Interpretation der Ergebnisse dieser frühen Studie sollte jedoch in Anbetracht der großen Heterogenität der Erkrankungsformen und der deshalb zu kleinen Gruppen nur mit Vorbehalt erfolgen. Nach inzwischen vorliegenden Berichten und Sammelstatistiken sind die Ergebnisse Adriamycin-haltiger Kombinationen bei Resistenz gegenüber CMF ± Vincristin ± Prednison etwas günstiger einzustufen (Tab. III) [1, 6, 7, 12, 15, 25–27]. Die objektiven Remissionsraten dieser einfach zu handhabenden Zweierkombinationen betragen nach Ausschöpfen von CMF etwa 30–40%, wobei diese Daten durch größere Patientenzahlen gesichert sind. Die günstigsten Kombinationspartner für Adriamycin stellen hiernach Vinca-Alkaloide, Etoposid, Mitomycin oder – nicht dargestellt – Dibromodulcitol dar [10]. Die neueren Substanzen wie 4'-epi-Adriamycin, Vindesin, Mitoxantrone, Bisantren und Prednimustin sind noch nicht berücksichtigt. Das Problem der klinischen Resistenz läßt sich experimentell zwar nachvollziehen, die phänotypischen Merkmale der Resistenz im Tumormodell müssen jedoch nicht denjenigen des menschlichen Mammakarzinoms entsprechen. Die Ausprägung der Resistenz auf

Tabelle III. Ergebnisse alternativer Chemotherapie bei Versagen von CMF ± VCR ± Pred. (Sammelstatistik)

Chemotherapie	Studien-zahl	Patienten-zahl	CR + PR	Mediane Remissionsdauer	Referenz
Adriamycin/Vincristin	4	226	69 (31%)	4–7	[7] [1] [12] [25]
Adriamycin/Vinblastin	1	49	21 (43%)	–	[27]
Adriamycin/Etoposid	2	58	22 (38%)	5–7	[15] [26]
Adriamycin/Mitomycin	2	66	23 (35%)	–	[12] [6]

zellulärer Ebene wird einmal durch den Tumor, zum anderen durch das Zytostatikum geprägt. Mit welchen Veränderungen ist beim CMF- *und* Anthracyclin-vorbehandelten Mammakarzinom – und eben diese ungünstige Situation stellt sich immer häufiger für die onkologischen Zentren – zu rechnen? Resistenzen gegenüber Cyclophosphamid sind beim Mammakarzinom bisher molekularbiologisch wenig definiert.

Zu erwarten sind [8]

– ein verminderter Cyclophosphamid-Transport, der wegen der Spezifität der Transportsysteme nicht die anderen Alkylantien betreffen muß,

– eine vermehrte Inaktivierung durch erhöhte intrazelluläre Glutathion-SH-Spiegel.

– ein gesteigerter DNA-Repair, vor allem durch erhöhte Aktivität von Exzisionsenzymen.

Im Falle des Methotrexats sind ebenfalls verschiedene Resistenzmechanismen beschrieben worden:

– Veränderter Transport,

– verändertes «Target»-Protein,

– Genamplifikation mit abundanter Vermehrung der Dihydrofolatreduktatse,

– gestörter Metabolismus zu den Polyglutamat-Spezies,

– «salvage pathways» des Intermediärstoffwechsels (die den Block umgehen).

Beim menschlichen Mammakarzinom sind die für die MTX-Resistenz klassischen Veränderungen des Transports und der Genamplifikation – letztere werden ja zytogenetisch u. a. durch sogenannte «double minute»-Chromosomen oder durch homogen gefärbte Regionen auf einem Normalchromosom sichtbar – möglicherweise ohne Bedeutung. Dafür würde auch die klinische Erfahrung sprechen, daß die hochdosierte MTX-Therapie im wesentlichen keine positiven Ergebnisse bei diesem Tumor erbracht hat. Umgekehrt konnte kürzlich an isolierten menschlichen Mammakarzinomzellen (ZR-75B) mit definierter MTX-Resistenz gezeigt werden, daß als einzige Störung (im Vergleich mit der sensiblen Mutterlinie) die Metabolisierung von MTX zu seinen Polyglutamat-Formen betroffen war [5]. Auch beim menschlichen kleinzelligen Bronchialkarzinom wurde die MTX-Resistenz kürzlich fast ausschließlich diesem Mechanismus zugeordnet. Therapeutische Schlüsse konnten aus dieser Beobachtung bisher noch nicht gezogen werden.

Die Resistenzmechanismen gegenüber 5-Fluorouracil sind besonders komplexer Natur und haben wegen der Schwierigkeit der Analyse der

Einzelfaktoren an menschlichem Material bisher nur vereinzelt zu klinisch verwertbaren Erkenntnissen geführt [8]. Diesbezüglich sei an die möglichen Synergismen zwischen MTX und FU sowie an die mögliche Wirkungsverstärkung von FU durch Leukovorin (durch Erhöhung der Stabilität des F-FdUMP-TS-Komplexes) erinnert; die klinischen Ergebnisse dieser beiden Prinzipien versprechen bisher leider keine neue therapeutische Dimension.

Die Resistenz gegenüber Anthracyclinen ist häufig mit reduzierter intrazellulärer Aufnahme und mit vermehrter aktiver Elimination verbunden. In anderen Zellen ist die Bindung an den Membranrezeptor und nicht die intrazelluläre Wirkung für die Zytotoxizität entscheidend. Resistenz kann aber auch verbunden sein mit vermehrter Degradation der Substanz oder vermehrter Inaktivierung der zytotoxisch wirksamen Radikale, ferner kann es zu einer verminderten Radikalbildung durch Reduktase-Mangel kommen [8].

Die sowohl experimentelle als auch klinische Beobachtung, daß die Exposition gegenüber einer Einzelsubstanz zu einem Sensitivitätsverlust gegenüber strukturell nicht verwandten Stubstanzen führen kann, hat zum Begriff der «pleiotropic drug resistance» geführt. Diese Resistenz beruht vor allem auf veränderter Permeabilität, möglicherweise in direktem Zusammenhang mit der Expression des «P»-Glykoproteins, und einer energieabhängigen Extrusion, wobei diese Art von Resistenz u. a. durch Kalzium-Antagonisten durchbrochen werden kann.

Das Phänomen der «pleiotropic drug resistance» wurde inzwischen auch an der menschlichen Mammakarzinom-Linie MCF-7 nachvollzogen, wobei eine Exposition mit Colchicin zu Resistenzen gegenüber Vinca-Alkaloiden, Adriamycin und Act-D führte [9]. Interessanterweise war zwar die Substanzinkorporation gestört, die Membran-Glykoproteine nicht verändert und – was vielleicht klinisch wichtig ist – die Resistenz war unter Verapamil nicht reversibel.

Lassen sich zellulär gebundene Zytostatikaresistenzen beim Mammakarzinom erkennen? Nach den Daten der Arbeitsgruppe von Hoff an über 200 Proben ergab sich, daß sich nur bei etwa 50 % der Proben, egal ob aus Primärtumor oder aus Metastasen, genügend Kolonien (z. B. über 30 Kolonien auf 500 000 ausgesäte Zellen) für eine sinnvolle Testung bildeten. Die Sensitivität in vitro war bei Proben aus nicht vorbehandelten Tumoren zwar deutlich günstiger als bei vorbehandelten, lag aber niedriger als die klinisch berichteten monotherapeutischen Aktivitäten für diese Substanzen [23]. Die eingeschränkte Aussagekraft der in-vitro-Tests mag aus diesen Zahlen hervorgehen. Wichtig ist in diesem Zusammenhang sicher auch der beim letzten AACR-Meeting vorgetragene Befund, daß aus einer einzigen Lymphknotenmetastase eines Mammakarzinoms drei nach ihrem Wachstumsverhalten und ihrer Zytogenetik völlig verschiedene Klone isoliert werden konnten: Das Problem der Stammzellheterogenität ist beim Mammakarzinom offenbar besonders ausgeprägt [22].

Die derzeitige Stagnation auf dem chemotherapeutischen Sektor stellt eine große Herausforderung dar. Schrittweise Verbesserungen wären denkbar

1. durch die logistische Verbesserung von Prädiktivtests (Übersicht bei *Mattern und Volm* [19]);

2. durch die Entwicklung von Analogen mit erhöhtem therapeutischem Index (z. B. Ifosfamid für Cyclophosphamid) bzw. geringerer kumulativer Toxizität (z. B. Mitoxantrone, Bisantren oder Epi-Adriamycin anstelle von Adriamycin);

3. durch Erhöhung der Spezifität von Zytostatika, z. B. durch Kopplung an Carrier mit spezifischer Gewebsbindung.

Gerade in dieser Hinsicht sind derzeit einige interessante Entwicklungen im Gange, z. B. das Konzept östrophiler Platinkomplexe, wie sie von der Regensburger Arbeitsgruppe synthetisiert werden. Solche Wirkstoffe setzen sich aus zwei Molekularhälften zusammen: Einem rezeptoraffinen Teil, z. B. in Form einer Aryl-Substitution an den Aminogruppen von Cisplatin, welcher für die Bindung des Gesamtkomplexes an den zytoplasmatischen Östrogenrezeptor verantwortlich ist, und einem zytotoxischen Teil, z. B. den Chloridfunktionen des Cisplatins. Die Entwicklung einer solchen Hormonrezeptor-gesteuerten Chemotherapie steht erst im Anfang.

Eine zweite Möglichkeit zur Erhöhung der Chemotherapiespezifität über das hormonabhängige System scheint sich dadurch abzuzeichnen, daß inzwischen der Nachweis erbracht werden konnte, daß sowohl Tamoxifen als auch Östrogene die Zellzykluskinetik von menschlichen Mammakarzinomzellen zumindest in der Kultur erheblich beeinflussen können: Mit Tamoxifen gelingt eine Synchronisation hormonabhängiger Zellen in G1, mit kurzzeitiger Östrogenexposition eine Synchronisation in S, wodurch anschließende chemotherapeutische Eingriffe, z. B. mit G1-Substanzen nach Tamoxifen oder S-Blockern nach Östrogen eine synergistische Wirkungsverstärkung erfahren könnten [21]. Erste, zum Teil erfolgversprechende, klinische Berichte zu einer solchen hormonellen Synchronisation bzw. Stimulation von Chemotherapie liegen bereits vor [17].

Zusammenfassung

Die Chemotherapieresistenz stellt beim Mammakarzinom ein therapeutisches Problem besonderer Art dar. Klinische Untersuchungen des bisherigen Musters werden nur marginale Verbesserungen schaffen, wenn nicht durch neue Substanzen mit höherer Spezifität oder durch Ausnützung spezifischer hormonchemotherapeutischer Interaktionen die prognostisch wichtige Rate kompletter Remissionen erhöht werden kann. *Blumenschein* et al. [2] haben kürzlich mitgeteilt, daß 17/619 Patientinnen bzw. 15 % von 116 Patientinnen in Vollremission nach Doxorubicin-haltiger Chemotherapie länger als 7 Jahre krankheitsfrei überlebten, wobei ein Teil dieser nach prognostischen Faktoren definierten perimenopausalen Gruppe zusätzlich oophorektomiert wurde. Es bleibt die Hoffnung, daß ein solches Ergebnis, welches ja eine gewisse kurative Chance im Stadium IV nahelegt, durch die sich abzeichnenden neuen Entwicklungen untermauert und verbessert werden kann.

Literatur

1   Brambilla, C.; De Lana, M.; Rossi, A.; Valagussa, P.; and Bonadonna, G.: Response and survival in advanced breast cancer. Br. Med. J. *i:* 801–804 (1976).

2   Blumenschein, G. R.; Buzdar, A. U.; Yap, H. Y.; Hortobagyi, G. N.: Seven years follow-up of stage IV patients entering complete remission from FAC. 13th International Congress of Chemotherapy, Vienna, 28. 8.–2. 9. 1983, Proceedings, part *244:* 9–11 (1983).

3   Brunner, K. W.: Stand der Chemotherapie beim metastasierenden Mammakarzinom; in Kubli, Nagel, Kadach, Kaufmann (eds.), Neue Wege in der Brustkrebsbehandlung. Aktuelle Onkologie, vol. 8, pp. 197–216 (Zuckschwerdt, München 1983).

4   Cooper, R.: Combination chemotherapy hormone resistant breast cancer. Proc. Am. Ass. Cancer Res. *10:* 15 (1969).

5   Cowan, K. H., Jolivet, J.: A novel mechanism of resistance to methotrexate in human breast cancer cells: lack of methotrexate polyglutamate formation. Clin. Res. *31:* 508A (1983).

6   Creech, R. H.; Catalano, R. B.; Shah, M. K.: An effective regimen of doxorubicin and mitomycin in hormone and CMF-refractory metastatic breast cancer patients. Proc. Am. Soc. Clin. Oncol. *2:* 107 Abstr. C-418 (1983).

7   Cummings, F. J.; Gelman, R.; Tormey, D. C.; DeWys, W.; Glick, J.: Adriamycin plus vincristine alone or with dibromodulcitol or ICRF-159 in metastatic breast cancer. Cancer Clin. Trials *4:* 253–260 (1981).

8   Curt, G. A.; Clendeninn, N. J.; Chabner, B. A.: Drug resistance in cancer. Cancer Treat. Rep. *68:* 87–99 (1984).

9   Curt, G. A.; Bailey, B. D.; Mujagic, H.; Bynum, B. S.; Chabner, B. A.: Pleiotropic drug resistance (PDR) in human MCF-7 breast cancer cells. Proc. Am. Ass. Cancer Res. *25:* 337 (1984).

10 Falkson, G.; Pretorius, L.; Falkson, H. C.: Dibromodulcitol in the treatment of breast cancer. Cancer Treat. Rev. 9: 261–266 (1982).

11 Franco, L. A.; Shafie, S. M.: Estrogen-receptor status, doubling time and sensitivity of breast carcinoma cells to adriamycin in tissue culture. Proc. Am. Ass. Cancer Res. & Am. Soc. Clin. Oncol. 22: 5 (1981).

12 Harris, M.; Byrne, P.; Smith, F.; Oishi, S.; Schlesinger, C.; Carrier, D.; Smith, L.; Ueno, W.; Schein, P.: Treatment of advanced breast cancer with two adriamycin containing regimens. Proc. Am. Soc. Clin. Oncol. 1: 81 Abstr. C-311 (1982).

13 Kaufmann, M.; Klinga, K.; Runnebaum, B.; Kubli, F.: In vitro adriamycin sensitivity test and hormonal receptors in primary breast cancer. Eur. J. Cancer 16: 1609–1613 (1980).

14 Kiang, D. T.; Frenning, D. H.; Gay. J.; Goldman, A. I.; Kennedy, B. J.: Estrogen receptor status and response to chemotherapy in advanced breast cancer. Cancer 46: 2814–2817 (1980).

15 Konits, P. H.; van Echo, D. A.; Aisner, J.; Morris, D.; Wiernik, P. H.: Doxorubicin plus VP 16-213 for the treatment of refractory breast carcinoma. Am. J. clin. Oncol. 5: 515–519 (1982).

16 Lippmann, M. E.; Allegra, J. C.; Thompson, E. B.; Simon, R.; Barlock, A.; Green, L.; Huff, K. K.; Do, H. M. T.; Aitken, S. C.; Warren, R.: The relation between estrogen receptors and response rate to cytotoxic chemotherapy in metastatic breast cancer. New Engl. J. Med. 298: 1223–1228 (1978).

17 Lippmann, M.; Cassidy, J.; Wesley, M.; Young, R.: A randomized attempt to increase the efficacy of cytotoxic chemotherapy in metastatic breast cancer by hormonal synchronization. Proc. Am. Soc. Clin. Oncol. 1: 317 (1982).

18 Livingston, R. B.: Breast cancer and response to chemotherapy: a possible relationship of hormone receptors and doxorubicin. Cancer Treat. Rev. 9: 229–236 (1982).

19 Mattern, J.; Volm, M.: Clinical relevance of predictive tests for cancer chemotherapy. Cancer Treat. Rev. 9: 267–288 (1982).

20 Nagel, G. A.; Wander, H. E.; Blossey, C.: Hyperprolaktinämie beim metastasierenden Mammakarzinom. Schweiz. med. Wschr. 141: 1977–1979 (1981).

21 Osborne, C. K.; Boldt, D. H.; Estrada, P.: Human breast cancer cell cycle synchronization by estrogens and antiestrogens in culture. Cancer Res. 44: 1433–1439 (1984).

22 Ruta, C.; Natale, R. B.; Edwards, J.: Direct evidence of heterogeneity in the stem cell population of a breast cancer metastasis. Proc. Am. Ass. Cancer Res. 25: 30 (1984).

23 Sandbach, J.; Von Hoff, D. D.; Clark, G.; Cruz, A. B. Jr.; Obrien, M.; The South Central Texas Human Tumor Cloning Group: Direct cloning of human breast cancer in soft agar culture. Cancer 50: 1315–1321 (1982).

24 Schönenberger, H.: Entwicklung selektiv wirkender Platinkomplexe; in Seeber, Osieka, Sack, Schönenberger (eds.), Beiträge zur Onkologie 18, Das Resistenzproblem bei der Chemo- und Radiotherapie maligner Tumoren – Grundlagen und Klinik, pp. 48–58 (Karger, Basel 1984).

25 Tormey, D. C.; Gelma, R.; Band, P. R.; Sears, M.; Rosenthal, S. N.; DeWys, W.; Perlia, C.; Rice, M. A.: Comparison of induction chemotherapies for metastatic breast cancer. Cancer 50: 1235–1244 (1982).

26 Vaughn, C. B.; Maniscalco-Greb, E.; Lockhard, C.; Groshko, G.: VP-16 and adriamycin in patients with advanced breast cancer. Am. J. clin. Oncol. 5: 505–507 (1982).

27   Yap, H. Y.; Blumenschein, G. R.; Barnes, B.; Schell, F.; Buzdar, A.; Hortobagyi, G.;
     Benjamin, R. S.: Sequential combinations of continuous infusion adriamycin and vin-
     blastine in patients with metastatic breast cancer. Proc. Am. Soc. Clin. Oncol. *1:* 78,
     Abstr. C-300 (1982).

Prof. Dr. med. S. Seeber, Zentrum f. Innere Medizin, Medizinische Klinik III, Städti-
sches Klinikum Leverkusen, Dhünnberg 60, D-5090 Leverkusen (BRD)

Beitr. Onkol., vol. 22, pp. 112–120 (Karger, Basel 1985)

Strahlentherapieresistenz beim Mammakarzinom

K. R. Trott

Strahlenbiologisches Institut der Universität München und Abteilung für Strahlenbiologie der GSF, Neuherberg, BRD

Bei der Behandlung des Mammakarzinoms spielt die Strahlenthera-pie eine wichtige Rolle. Die palliative Strahlentherapie kann in fortge-schrittenen Stadien Schmerzen lindern und den raschen Fortschritt leid-voller Symptome für eine Weile aufhalten. Die primär kurative Strahlen-therapie kann in geeigneten Fällen Patientinnen heilen. Und doch erlebt der Arzt fast täglich auch Enttäuschungen mit der Strahlentherapie: Be-strahlte Metastasen oder Brustwandrezidive zeigen keine Neigung zur Regression, an Stellen primär kurativ bestrahlter Karzinome tritt nach wenigen Jahren ein Rezidiv auf. Heißt das, daß das Mammakarzinom generell doch strahlenresistent ist oder daß zumindest eine Untergruppe der Mammakarzinome strahlenresistent ist? Und letztendlich, wenn es strahlenresistente Mammakarzinome gäbe (und der mir gegebene Titel meines Vortrags läßt keine Zweifel aufkommen, daß es sie gibt), worauf könnte diese Strahlenresistenz beruhen?

Zunächst soll untersucht werden, ob Mammakarzinome generell eine andere Strahlenempfindlichkeit aufweisen als andere Karzinome. Dazu bedarf es erst einmal einer eindeutigen Definition der Strahlenempfind-lichkeit eines Tumors: Das Maß für die Strahlenempfindlichkeit einer Geschwulst ist die Abhängigkeit der lokalen Rezidivrate im bestrahlten Volumen von der dort applizierten Strahlendosis. Während Lokalrezidive nach kurativer Strahlentherapie von Plattenepithelkarzinomen relativ rasch auftreten, etwa 50% innerhalb von 12 Monaten, 95% nach 3 Jah-ren, sind Lokalrezidive kurativ bestrahlter Mammakarzinome wesentlich langsamer, 50% der Rezidive sind erst nach etwa 2 Jahren aufgetreten,

und in der Literatur werden Einzelfälle berichtet, in denen auch 20 Jahre
nach Bestrahlung noch Brustwandrezidive beobachtet wurden [2, 7].

Die Häufigkeit von Lokalrezidiven nimmt mit zunehmender Strahlendosis ab, die Wahrscheinlichkeit der Rezidivfreiheit nimmt nach einer
S-förmigen Dosiswirkungskurve zu. In Abbildung 1 sind solche Dosiswirkungskurven für verschiedene Karzinome (meist T 2-T 3-Stadien) zusam-
mengetragen: Es fällt auf, daß die Unterschiede zwischen verschiedenen
Tumortypen sehr gering sind. Man kann die S-förmigen Dosiseffektkurven der Rezidivfreiheit als Summenhäufigkeitskurven der individuellen
Strahlenempfindlichkeiten von Karzinomen des gleichen Typs verstehen.
Offensichtlich sind die Unterschiede der Strahlenempfindlichkeit *innerhalb* einer klinisch-pathologisch einheitlichen Gruppe größer als die Unterschiede der mittleren Strahlenempfindlichkeit *zwischen* verschiedenen
Tumorgruppen. Es gibt keine Daten in der Literatur, aus denen sich eine
analoge Kurve für vergleichbar große Mammakarzinome aufstellen ließe.
Die Ergebnisse alleiniger Strahlentherapie 3-5 cm großer T 2-Mamma-

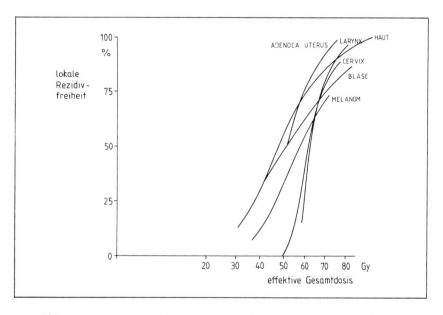

Abb. 1. Zusammenstellung verschiedener Dosiswirkungskurven der lokalen Rezidiv-
freiheit menschlicher Karzinome und Melanome. Die Tumordosis wurde nach der NSD-
Formel auf eine Fraktionierung mit 5 Fraktionen à 2 Gy pro Woche normiert. Bei der
Hauttumorkurve wurde die RBW der weichen Röntgenstrahlen berücksichtigt.

karzinome von *Pierquin* et al. [7], die nach einer kombinierten externen und interstitiellen Strahlentherapie mit einer Tumordosis von ca. 70 bis 80 Gy unter 72 so behandelten Patientinnen nach 5 Jahren 7 Rezidive in der behandelten Brust sahen, zeigen, daß Mammakarzinome eine Strahlenresistenz aufweisen, die nicht wesentlich von der gleich großer Plattenepithelkarzinome verschieden ist. Dieses Ergebnis deutet auch darauf hin,

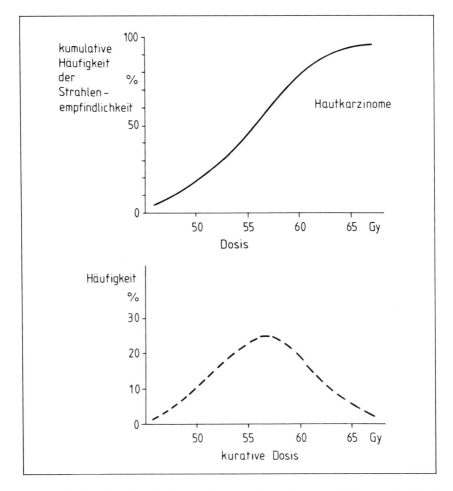

Abb. 2. Die Abhängigkeit der lokalen Rezidivfreiheitsrate von der Strahlendosis bei Hautkarzinomen (Daten von *Hliniak* et al. [4]) sowie die Umzeichnung der Kurve der kumulativen Häufigkeitsverteilung der Strahlenempfindlichkeit (oben) in eine Häufigkeitsverteilung der Strahlenempfindlichkeit (unten).

daß es unter den primär behandelten Mammakarzinomen des Stadiums T 2 keine nennenswert umfangreiche Untergruppe gibt, die primär strahlenresistent ist. Aus vorliegenden klinischen Daten kann also nicht geschlossen werden, daß Mammakarzinome generell strahlenresistenter sind als gleich große Karzinome anderer Lokalisation und Histologie, und weiter, daß es keine primär strahlenresistente Untergruppe von Mammakarzinomen gibt in dem Sinn, wie das für die Chemotherapie gilt.

Diese Feststellung wird zunächst bei allen, die täglich mit der Behandlung von Mammakarzinomen zu tun haben, ungläubiges Staunen hervorrufen. Jeder kennt die Fälle, in denen der Tumor trotz aggressiver Strahlentherapie nicht kleiner werden will. Doch die Regressionsrate unter der Strahlentherapie hat mit der Strahlenempfindlichkeit eines Tumors gar nichts zu tun. Das Ansprechen auf die Strahlentherapie, die «radioresponsiveness» eines Tumors, variiert gerade beim Mammakarzinom besonders stark, wie vor allem in den schönen Untersuchungen von *Thomlinson* [8] dokumentiert worden ist: Der Unterschied in der Regressionsgeschwindigkeit zwischen dem schnellsten und dem refraktärsten Tumor machte den Faktor 50 aus – und dennoch hat das nichts mit deren Strahlenempfindlichkeit im eigentlichen Sinn zu tun, die nur durch das Lokalrezidiv definiert ist.

Die S-förmigen Dosiseffektkurven der Rezidivfreiheit bedeuten, daß die Strahlenempfindlichkeit in einer pathologisch und klinisch einheitlichen Gruppe etwa einer Normalverteilung folgt, wie an der Umzeichnung einer Dosiseffektkurve für Hautkarzinome zu sehen ist (Abb. 2). Die relative Standardabweichung der Strahlenempfindlichkeit ist im besten Fall 10 %, in anderen Tumoren erreicht sie 25 % und mehr. Wir wissen nicht, wie groß sie beim Mammakarzinom ist, ein Wert von 15–20 % dürfte realistisch sein. Diese Normalverteilung der Strahlenempfindlichkeit in einer Gruppe einheitlicher Tumoren unterscheidet sich grundsätzlich von der Therapieresistenz in der Chemotherapie, wo für die empfindlichen Tumoren vielleicht ebenfalls eine Normalverteilung existiert, aber zusätzlich eine deutlich abgegrenzte Gruppe resistenter Tumoren zu erwarten ist.

Worauf beruht die bei allen Karzinomen in gleicher Weise beobachtete Variabilität der Strahlenempfindlichkeit innerhalb relativ enger Grenzen?

Zum Verständnis dieser Diskussion sei eine knappe Beschreibung der Wirkungsweise von Strahlen auf Tumorstammzellen vorangestellt, d. h. die Strahlenwirkung auf solche Tumorzellen, die sich unbegrenzt vermehren können und so in der Lage sind, ein Rezidiv zu erzeugen (Abb. 3). Die Konzentration solcher Rezidiv-bildenden Zellen in einem Tumor nimmt mit zunehmender Strahlendosis exponentiell ab. Rezidivfreiheit ist erreicht, wenn bei diesem kontinuierlichen Verdünnungsprozeß schließlich keine solcher Zellen mehr übrigbleibt, was, wie bei jeder Verdünnungsreihe, den Gesetzen der Poisson-Statistik gehorcht. Nach diesem Modell hängt die Strahlenempfindlichkeit jedes Tumors nur von zwei Faktoren ab: der Zahl der Stammzellen und der Steilheit der Exponentialfunktion [9].

Das erklärt auch, warum für einen kleinen Tumor weniger Strahlendosis notwendig ist als für einen großen Tumor. Wenn wir einmal annehmen, daß ein Mammakarzinom von 4 cm ∅ im Mittel 10^{11} Tumorzellen enthält, und davon etwa 1% echte Stammzellen sind, dann bedeutet das, daß zur Reduktion der Konzentration rezidivbildender Zellen in einem Mammakarzinom um eine Dekade ca. 8 Gy fraktionierter Strahlentherapie notwendig sind. Dies erklärt, warum die bei der postoperativen Strahlentherapie großvolumig eingestrahlten Dosen um 50 Gy dennoch wirksam sind. *Fletcher* [3] hat gezeigt, daß die nach der Mastektomie in den Lymphgefäßen der Brustwand und in den Lymphknoten verbleibenden Metastasen durch eine Strahlendosis von 50 Gy mit 90%iger Sicherheit vernichtet werden können (Abb. 4). Diese Dosis reicht, weil es eben so

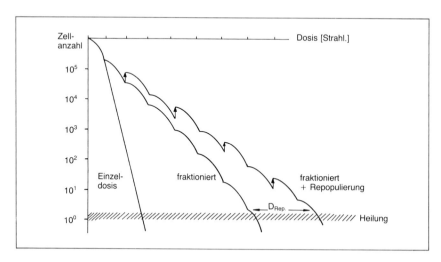

Abb. 3. Schematische Darstellung der Wirkungsweise der fraktionierten Strahlentherapie [10].

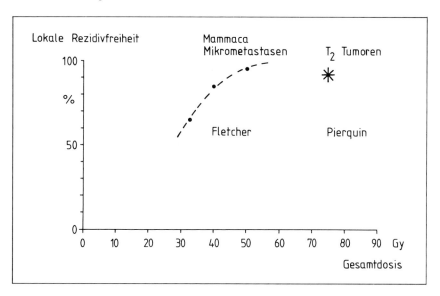

Abb. 4. Die Abhängigkeit der lokalen Rezidivfreiheit von der Strahlendosis für subkli-
nische Mikrometastasen in der Brustwand und den Lymphknoten nach eingeschränkt radikaler Mastektomie [3] sowie nach ausschließlicher Strahlentherapie von großen T_2-Mamma-
karzinomen (ohne Tumorektomie!) [7].

wenige Zellen sind, von denen aus die Verdünnungsreihe startet. Wie
wenige es sind, läßt sich aus dem Dosisvergleich der Analyse von *Fletcher*
mit den Daten von *Pierquin* ableiten: In der überwiegenden Mehrzahl der
Fälle bleiben 100 Millionen Tumorzellen oder weniger in der Brustwand
und den makroskopisch nicht befallenen Lymphknoten nach der Operation zurück. Wären es, z. B. nach weniger radikalen Operationen wie der
einfachen Tumorexzision, 1 Milliarde Tumorzellen, wären ca. 60 Gy zur
Sanierung erforderlich, bei noch größeren Resten, also etwa 10 Milliarden
Tumorzellen, über 65 Gy. Aus diesen Angaben wird die Feststellung ein-
sichtig, daß bei Karzinomen überhaupt die wichtigste Ursache der Strah-
lenresistenz die schiere Tumormasse ist, und daß, je weniger radikal die
Operation ist, desto schwieriger die Strahlentherapie sein muß, um die
Dosisverteilung der vermuteten Konzentrationsverteilung verbliebener
Tumorzellen anzupassen.
    Neben der zellinhärenten Strahlenempfindlichkeit, die in engen
Grenzen variieren mag, gehen vor allem zwei Faktoren, die sich im Inter-
vall bei der fraktionierten Strahlentherapie abspielen, in die Neigung der

Exponentialfunktion der strahlentherapeutischen Verdünnungsreihe ein (Abb. 3): Intrazelluläre Erholungsvorgänge, nach ihrem Erstbeschreiber Elkind-Erholung genannt, hier dargestellt durch die Schultern zwischen den Einzelpunkten der Exponentialfunktion, sowie die Repopulierung, die Vermehrung überlebender, rezidivbildender Zellen im Intervall, hier dargestellt als die Sprünge in der Dosiseffektkurve nach oben. Welche Rolle spielen beide Vorgänge beim Mammakarzinom?

Klinische Daten, die die Beurteilung der Elkind-Erholung bei üblicher Fraktionierung erlauben, liegen nicht vor. Mehrere umfangreiche Studien über den Fraktionierungseffekt bei isogenen Mammakarzinomen in Mäusen haben übereinstimmend ergeben, daß bei den klinisch verwendeten Fraktionsdosen um 2 Gy dieser Effekt keine große Rolle spielt (wie überhaupt in der Regel die Erholungsfähigkeit von Tumorzellen gegenüber der von Zellen gesunder Gewebe vermindert ist). Daß im Einzelfall Tumoren mit einer besonders ausgeprägten Erholungsfähigkeit deshalb relativ strahlenresistenter sind als die große Mehrheit der Tumoren, wird immer wieder behauptet, doch ist diese Aussage rein spekulativ. Präziser sind die Informationen über die Repopulierung. Bereits *Baclesse* et al. [1] haben davor gewarnt, die Wochendosis beim Mammakarzinom zu stark zu reduzieren, um akute Strahlenreaktionen zu vermeiden, weil die Ergebnisse dann durch Regenerationsvorgänge im Tumor verschlechtert würden. Deutlich läßt sich das an den Ergebnissen aus Marseille demonstrieren [5], wo nach der Tumorentfernung 75 Gy in mehr als 10 Wochen eingestrahlt wurden, wobei unter 47 Patientinnen 13 Rezidive (28%) in der bestrahlten Brust auftraten. Nach der gleichen Dosis, aber in einer Gesamtzeit von weniger als 8 Wochen gegeben, traten dagegen unter 229 Patientinnen nur 30 Rezidive (13%) auf. Obwohl Mammakarzinome nicht zu den Karzinomen mit besonders schnellem Zellumsatz gehören – die mittlere potentielle Verdopplungszeit liegt bei 2 Wochen [10] – zeigen sie doch, wie z. B. die Daten von *Meyer* et al. [6] bewiesen haben, eine größere Variabilität der Zellumsatzrate als fast jeder andere menschliche Tumor. Die dadurch mögliche hohe Regenerationsrate in einzelnen Mammakarzinomen könnte durchaus die Empfindlichkeit gegenüber einer üblichen Strahlentherapie im Einzelfall deutlich vermindern.

Insgesamt sollte noch einmal betont werden, daß eine echte Strahlenresistenz beim Mammakarzinom nicht bekannt ist. Vielmehr besteht eine etwa normal verteilte Streuung der Strahlenempfindlichkeit mit einer Standardabweichung von vielleicht 20%. Diesbezüglich sind also Mammakarzinome nicht verschieden von anderen Karzinomen des Menschen.

Die Ursache dieser Streuung ist unbekannt, im Einzelfall könnte besonders eine erhöhte Regenerationsrate während der Fraktionierungsinter-
valle kritisch werden. Mit Abstand der wichtigste Faktor jedoch, der die
Strahlenresistenz von Mammakarzinomen determiniert, ist die Tumormasse.

Zusammenfassung

Mammakarzinome unterscheiden sich in ihrer Strahlenempfindlichkeit nicht von anderen Karzinomen des Menschen. Die Strahlenempfindlichkeit des einzelnen Tumors folgt
innerhalb einer Gruppe gleich großer Tumoren einer Normalverteilung mit einer Standardabweichung von ca. 20%. Der wichtigste, die Strahlenempfindlichkeit im Einzelfall determi-
nierende Faktor ist die Tumormasse.

Literatur

1   Baclesse, F.; Ennuyer, A.; Cheguillaume, J.: Est-on autorisé à pratiquer une tumorec-
    tomie simple suivie de radiothérapie en cas de tumeur mammaire? J. Radiol. Electrol.
    Méd. nucl. *41:* 137–139 (1960).
2   Bünemann, H.: Untersuchungen über das rezidivfreie Intervall nach radiologischer
    bzw. kombinierter chirurgisch-radiologischer Mammakarzinombehandlung. Strahlen-
    therapie *146:* 155–165 (1973).
3   Fletcher, G. H.: Reflections on breast cancer. Int. J. Radiat. Oncol. Biol. Phys. *1:* 769–
    779 (1976).
4   Hliniak, A.; Maciejewski, B.; Trott, K. R.: The influence of the number of fractions,
    overall treatment time and field size on the local control of cancer of the skin. Br. J.
    Radiol. *56:* 596–598 (1983).
5   Kurtz, J. M.; Amalric, R.; Santamaria, F.; Robert, F.; Seigle, J.; Altschuler, C.; Spita-
    lier, J. M.; Brandone, H.; Ayme, Y.; Pollet, J. F.: Radiation therapy after breast-
    conserving surgery for stage I and II mammary carcinoma. Results of the Marseille
    experience 1961–1976. Strahlentherapie *160:* 239–243 (1984).
6   Meyer, J. S.; Bauer, W. C.; Rao, B. R.: Subpopulations of breast carcinoma defined by
    S-phase fraction, morphology and estrogen receptor content. Lab. Invest. *39:* 225–235
    (1978).
7   Pierquin, B.; Owen, R.; Maylin, C.; Otmezguine, Y.; Raynal, M.; Mueller, W.; Han-
    noun, S.: Radical radiation therapy of breast cancer. Int. J. Radiat. Oncol. Biol. Phys.
    6: 17–24 (1980).
8   Thomlinson, R. H.: Measurement and management of carcinoma of the breast. Clin.
    Radiol. *33:* 481–493 (1982).

9   Trott, K. R.: Zelluläre Grundlagen der Radiotherapieresistenz; in Seeber, Osieka, Sack, Schönenberger (eds.), Das Resistenzproblem bei der Chemo- und Radiotherapie maligner Tumoren, Beitr. Onkol., vol. 18, pp. 374–381 (Karger, Basel 1984).

10   Trott, K. R.; Kummermehr, J.: What is known about tumour proliferation rates to choose between accelerated fractionation or hyper-fractionation? Radiotherapy & Oncology 3: 1–9 (1985).

Prof. Dr. med. K. R. Trott, Strahlenbiologisches Institut der Universität München, Schillerstraße 42, D-8000 München 2 (BRD)

Beitr. Onkol., vol. 22, pp. 121–130 (Karger, Basel 1985)

Stellenwert klinischer Therapiestudien beim Mammakarzinom

H. K. Selbmann

Institut für Medizinische Informationsverarbeitung, Statistik und Biomathematik der Ludwig-Maximilians-Universität München, BRD

Einleitung

Die Frage nach dem Stellenwert klinischer Studien im Rahmen der Therapieforschung beim Mammakarzinom scheint angesichts der weltweit über 300 existierenden größeren Studien überwiegend rhetorisch zu sein. Sind an sie doch u. a. erhebliche finanzielle Mittel und Forschungskapazitäten gebunden. Betrachtet man aber die in den letzten Jahren weitgehend unveränderten globalen Überlebensraten, so besitzt die Frage durchaus auch eine kritische Komponente. Immerhin konnte man 1984 auf dem Krebskongreß in München mehrfach die Erkenntnis gewinnen, daß wir auf manchen Gebieten der Onkologie inzwischen so viel wissen, daß wir nicht mehr wissen, wohin. Brauchen wir also noch mehr klinische Studien? Lassen sich die Ergebnisse abgeschlossener Therapiestudien nicht in die Praxis übertragen? Können klinische Studien auch Scheinwissen erzeugen?

Erkennungspotenz eines Studienplanes und Ausschöpfungsgrad einer Therapie-Idee

Wissen entsteht in einer empirischen Wissenschaft wie der Medizin durch Vergleichen. In einer Studie soll ein neuer Therapievorschlag mit der bisher besten Standardtherapie verglichen und die Überlegenheit bezüglich eines Erfolgskriteriums, z. B. der Verlängerung der Überlebenszeit, beurteilt werden (Abb. 1). Die hypothetische Wahrscheinlichkeit p, die angibt, wieviele dem derzeit gültigen Standard überlegene Therapien

WIRKLICHKEIT

| | überlegene | nicht überlegene |
| | Therapiestrategie ||

		überlegene Therapiestrategie	nicht überlegene Therapiestrategie
S T U D I E	Therapie-strategie überlegen	$Se \cdot p$	falsch positiv
	Therapie-strategie nicht überlegen	falsch negativ	$Sp \cdot (1-p)$
		p	$1 - p$

Abb. 1. Entscheidungsmatrix für Therapiestudien. Wahrscheinlichkeit p ist ein Maß für die bisher nicht ausgeschöpfte Potenz einer Therapie. Se (Sensitivität) gibt an, mit welcher Wahrscheinlichkeit durch den verwendeten Studienplan eine überlegene Therapie erkannt werden kann.

innerhalb einer Therapiefamilie noch existieren, bestimmt zugleich den Ausschöpfungsgrad (1-p) einer therapeutischen Idee. Dieser Ausschöpfungsgrad dürfte bei den bekannten Ansätzen zur Behandlung des Mammakarzinoms eher hoch, d. h. p eher niedrig angesiedelt sein. Die Wahrscheinlichkeit Se andererseits – Se steht für Sensitivität – ist ein Maß für die Qualität eines Studienplanes und beschreibt dessen Fähigkeit, tatsächlich überlegene Therapien auch als solche erkennen zu können. In dieses Qualitätsmaß gehen u. a. die Repräsentativität der Studienpatienten, die Beherrschung systematischer und zufälliger Störeinflüsse, die Fehler erster und zweiter Art beim statistischen Schließen und auch die Fallzahl ein.

Die Erkennungspotenz des Studienplans und der Ausschöpfungsgrad der therapeutischen Idee bestimmen weitgehend den Erfolg einer auf Therapieverbesserung zielenden Studie. Je kleiner die noch zu erwartenden Therapiefortschritte sind, desto wichtiger ist die Qualität des Studienplans, wobei ohne Zweifel der Studienplan mit der höchsten Erkennungspotenz die randomisierte klinische Studie ist. Große Therapieunterschiede können eventuell auch mit weniger effektiven Studienansätzen, wie z. B. dem Vergleich mit historischen Kontrollen, erkannt werden.

Wie bei der bekannten Diagnosematrix treten auch bei dieser Entscheidungsmatrix (Abb. 1) zwei verschiedene Fehler auf: Zum einen können überlegene Therapiestrategien übersehen, zum anderen nicht überlegene Therapiestrategien als erfolgreich eingestuft werden.

Übersehen effektiverer Therapiestrategien

Hauptursache für viele falsch-negative Entscheidungen ist häufig die zu kleine Patientenzahl. Nach einer Aufstellung der National Institutes of Health (NIH) [9] lag 1980 die mittlere Zahl der Patientinnen pro Therapiestudie beim Mammakarzinom bei etwa 100 (Tab. I). Die Hälfte der dort registrierten Studien waren randomisierte klinische Studien mit zwei Armen; bei der Zahl der in der Praxis eingesetzten Kombinationstherapien, die überwiegend auf superadditive Wirkung ausgelegt sind, ein eher überraschendes Ergebnis. Nebenbei bemerkt deuten die 27 % Beobachtungsstudien wohl darauf hin, daß nicht alle durchgeführten Beobachtungsstudien den Weg in die Registratur der NIH fanden. Um die Kleinheit des verwendeten Studienmaterials zu veranschaulichen, muß man sich vergegenwärtigen, daß bei einer Studie mit 50 Patienten pro Gruppe nur eine Chance von 50 % besteht, einen tatsächlich vorhandenen und klinisch doch relevanten Unterschied von 16 % in den Überlebensraten auch als solchen zu erkennen. Patientenzahlen ab 100–200 pro Gruppe sind mit Sicherheit nötig, um möglichst selten erfolgversprechende Thera-

Tabelle I. Mamma-Ca-Studien (nach NIH 1980 [9])

	Häufigkeit		Patientenzahl/Studie Min. – Med. – Max.
Randomisiert			
2 Arme	75	49 %	15 – 125 – 400
3 Arme	19	12 %	30 – 116 – 350
4 Arme	13	9 %	40 – 145 – 500
5 Arme	4	3 %	106 – 305 – 400
Nichtrandomisiert	41	27 %	16 – 25 – 236
	152	100 %	15 – 100 – 500

pieansätze zu übersehen. Nicht-Signifikanz wird all zu oft mit Nicht-Existenz verwechselt und der eingeschlagene therapeutische Weg dann ohne weitere Diskussion verlassen.

Auch die Forderung von juristischer Seite, in randomisierten klinischen Studien Patienten über einen unter der Signifikanzschwelle liegenden Trend aufzuklären, muß zu einer Erhöhung der Zahl falsch-negativer Entscheidungen führen. Hätten z.B. *Chlebowski* et al. [3] ihre Studie – sequentielle gegen kombinierte Chemotherapie beim Mammakarzinom – bereits nach der ersten Zwischenauswertung abgebrochen, wäre ein falsches Bild von der Überlegenheit der Kombinationstherapie entstanden, die – statistisch gesehen – sogar vorübergehend verschwunden war (mittleres Bild der Abbildung 2).

Akzeptieren nicht-effektiver Therapiestrategien

Größeren Schaden auf der Suche nach Möglichkeiten zur Therapieverbesserung verursachen oft jedoch falsch-positive Entscheidungen (Abb. 1), da sie häufig zu Irrwegen führen, die schwer zu erkennen, noch schwerer rückgängig zu machen sind und eine Reihe von Folgefehlern nach sich ziehen. Sie sind naturgemäß um so häufiger, je größer der Ausschöpfungsgrad einer therapeutischen Idee ist. Hauptursachen für viele dieser falsch-positiven Entscheidungen sind die Verwendung ungeeigne-

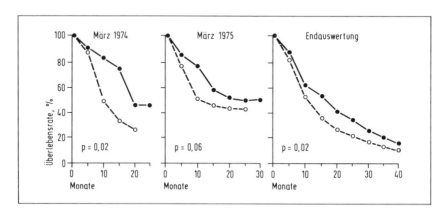

Abb. 2. Zwischenauswertungen mit Hilfe von Überlebenszeitanalysen bei einer Therapiestudie zum Mammakarzinom [3]. Geschlossene Kreise: Kombinierte Chemotherapie; offene Kreise: Sequentielle Chemotherapie.

ter therapeutischer Vergleichsgruppen und das unkritische Vertrauen auf Gelegenheitsergebnisse.

Wie stark die Wahl der richtigen oder besser falschen Vergleichsgruppen das Studienergebnis verfälschen kann, untersuchten *Sacks* et al. [10], welche bei 6 Krankheitsbildern – darunter das Melanom und das Kolonkarzinom – die Ergebnisse randomisierter mit denen nicht-randomisierter Beobachtungsstudien bei vergleichbaren Fragestellungen verglichen (Tab. II). Von den 50 randomisierten Studien zeigten nur 20 % eine statistische Überlegenheit der neuen Therapie, bei den Beobachtungsstudien waren es 44 oder fast 80 %. Im einzelnen fand sich bei allen Krankheitsbildern dieselbe Situation wie bei den Myokardstudien: Die Ergebnisse der neuen Therapie in beiden Studienansätzen waren ähnlich, die sogenannten Vergleichsgruppen unterschieden sich allerdings erheblich voneinander. Dieser Unterschied ließ sich auch nicht durch eine Korrektur der prognostischen Faktoren mit Hilfe statistischer Methoden eliminieren.

Mit Sicherheit ist auch die Therapieforschung beim Mammakarzinom nicht frei von solchen selektierten Vergleichsgruppen. Insbesondere im Bereich der radikalen versus modifizierten Mastektomie mit nachfolgender Strahlentherapie gab es eine Reihe von Beobachtungsstudien, die durch bewußte oder unbewußte Patientenselektion mal die eine und mal die andere Therapieform bevorzugten [1, 4]. Die von *Henderson und Canellos* [4] zusammengestellten randomisierten Studien konnten jedenfalls keine signifikanten Unterschiede vorweisen.

Eine weitere Quelle falsch-positiver Entscheidungen ist die Zerle-

Tabelle II. Vergleich der Studienergebnisse von randomisierten Studien und Beobachtungsstudien [10]

	Randomisierte Studien	Beobachtungs-Studien
Zahl der Studien	50	56
Studien mit überlegener neuer Therapie	10	44
Beispiel: Antikoagulantiengabe bei Myokardinfarkt		
Zahl der Studien	10	6
Fallzahl	4334	2291
Mortalität in Therapiegruppe	13,7 %	18,0 %
Mortalität in Vergleichsgruppe	17,6 %	35,1 %

gung von Studienpopulationen in Patientenuntergruppen auf der Suche nach prognostischen Faktoren. Wie man Gelegenheitsbefunden aufsitzen kann, wenn die prognostischen Faktoren nicht vor der Analyse festgelegt wurden, haben *Lee* et al. [7] eindrucksvoll anhand einer simulierten randomisierten Studie demonstriert. Das Beispiel stammt leider wieder aus dem Bereich der koronaren Herzerkrankungen, seine Warnung läßt sich jedoch ohne weiteres auch auf das Mammakarzinom übertragen. Die Autoren haben 1073 prospektiv beobachtete Koronarpatienten mit Hilfe eines Zufallsmechanismus in zwei Patientengruppen aufgeteilt und beide Gruppen bezüglich der Überlebensrate verglichen. Wie erwartet, unterschieden sich die Patientengruppen nicht voneinander. Wohl fand sich aber eine Untergruppe von Patienten, bei denen 3 Gefäße betroffen waren und der linke Ventrikel abnorme Kontraktionen zeigte, für die ein statistisch signifikanter Unterschied zwischen den beiden künstlichen Therapiegruppen zu verzeichnen war. Niemand käme auf die Idee, angesichts der Entstehungsgeschichte der Signifikanz hier gleich von prognostischen Faktoren zu sprechen, obwohl man vielleicht sogar einen klinischen Sinn hineininterpretieren könnte.

Da sich die Suche nach prognostischen Faktoren weitgehend einem randomisierten Studienansatz entzieht und man auf epidemiologische Untersuchungen angewiesen ist, lassen sich Fehlschlüsse dieser Art nie ganz vermeiden. Hinzu kommt, daß man bei der Suche fast ausschließlich auf behandelte Patienten angewiesen ist, die Prognose also immer von der eingesetzten Therapie kontaminiert ist. Man wird bei der Festlegung prognostischer Faktoren mit therapeutischer Konsequenz besonders auf die Beobachtungsqualität der Studie, die Konsistenz der gefundenen Faktoren mit anderen Studien, die Existenz von Dosis-Wirkungsbeziehungen und von biologischen Modellvorstellungen zu achten haben [5]. Wenn Brunner auf der 2. internationalen Konferenz über adjuvante Chemotherapie beim Mammakarzinom 1984 von bis zu 120 Patientengruppen mit unterschiedlicher Prognose spricht, dann hat er dabei nur ganz wenige der 30 möglicherweise prognostischen Faktoren, die *Henderson und Canellos* [4] aufzählen, berücksichtigt. Sollten sich alle diese als valide herausstellen, dann bildet beinahe jede Patientin ihre eigene Untergruppe. Von Prognostik kann dann allerdings nicht mehr die Rede sein – allenfalls von Wahrsagung – denn Prognostik setzt immer noch eine Wiederholbarkeit voraus. Nicht jeder prognostische Indikator ist aber auch ein Faktor und nicht jeder prognostische Faktor muß auf einen neuen Karzinomtyp hinweisen.

Die vermuteten und die tatsächlichen prognostischen Faktoren finden ihren Niederschlag als Ein-/Ausschluß- und Schichtkriterien in der Studienplanung; mit ein Grund dafür, daß von den Mammakarzinomstudien kaum eine mit der anderen und ihre Ergebnisse selten miteinander verglichen werden können.

Auch auf dem Gebiet der Maße für den Therapieerfolg hat sich beim Mammakarzinom in der Vergangenheit einiges in Bewegung gesetzt. Während man früher fast ausschließlich 5- und 10-Jahres-Überlebensraten miteinander verglich, gehört heute die Analyse von Überlebenskurven zum statistischen Standard. Daran waren die Statistiker nicht ganz unschuldig, indem sie effektivere statistische Tests wie den Log-Rank-Test zur Verfügung stellen konnten. Überlebenskurven unterscheiden sich aber nicht mehr nur durch eine Zahl, so daß eine Beurteilung der Therapien nach ihrer Wirksamkeit – insbesondere wenn sich die Überlebenskurven überschneiden – schon erheblich schwerer fallen kann.

Daß allerdings auch die Überlebenszeiten heute nicht mehr ausreichen, zeigen z. B. die Ergebnisse verschiedener Studien, bei denen eine Verlängerung des rezidivfreien Intervalls nicht gleichzeitig eine Verlängerung der Überlebenszeit bedeutete [2]. Von den 152 bei den NIH 1980 registrierten Therapiestudien zum Mammakarzinom gaben fast alle Überlebensrate/-zeit, Remissionsrate/-dauer, krankheitsfreies Intervall, objektive Tumorresponse oder die therapiespezifische Morbidität/Toxizität als Zielkriterien an [9]. Gesundheits- oder Funktionalindizes oder gar die Lebensqualität fanden sich nur vereinzelt, was nicht verwundert, denn meines Wissens existieren derzeit keine praktikablen, standardisiert erhebbaren und damit vergleichbaren, validierten Indizes für die Lebensqualität beim Mammakarzinom. Und dennoch spielt sie in unseren Studien eine unübersehbare Rolle. Wenn viele Patientinnen die Zustimmung zu einer randomisierten Studie versagen, bei der z. B. eine Therapiealternative aus der radikalen Mastektomie besteht, dann liegt es u. a. daran, daß sie die Aussicht auf Lebensqualität in den Studienarmen nicht gleichwertig einstufen. Hier setzt die Lebensqualität dem ärztlichen Forschen und Handeln neue Grenzen und Ziele.

Der Therapieerfolg wird in immer mehr Dimensionen gemessen. Damit ist zugleich eine weitere Quelle für falsch-positive Entscheidungen genannt, denn in irgendeiner Dimension läßt sich letzten Endes jede Therapieform positiv darstellen und mit einer statistischen Signifikanz belegen. Nützlichkeitsanalysen (utility analyses) – wie vorgeschlagen [6] – werden uns auch nicht aus diesem Dilemma herausführen können.

Transfer von Studienergebnissen in die Praxis

Mit Irrwegen müssen wir in der Therapieforschung leben. Gut geplante und durchgeführte Therapiestudien können ihre Zahl zwar stark vermindern, aber nicht voll verhindern. Über die Existenz von Irrwegen hat schließlich die tägliche Behandlungspraxis zu entscheiden. Darum kommt dem Transfer von Studienergebnissen in die ärztliche Routine – dem Umsetzen von Studienerkenntnissen in ärztliches Standardwissen – eine besondere Bedeutung zu.

Der erste Schritt auf diesem Weg ist sicher die angemessene Publikation der Studie in wissenschaftlichen Zeitschriften und die darauffolgende interkollegiale Diskussion. Wie wenig sorgfältig diese Publikationen oft erfolgen, haben *Mosteller* et al. anhand von 93 randomisierten Mammakarzinom-Studien aufgezeigt [8]. Die Tabelle III zeigt einige statistische Aspekte der Publikationen, anhand derer u. a. auch die Studienqualität beurteilt werden sollte.

Der nächste Schritt des Technologietransfers ist die wissenschaftliche Akzeptanz der Schlußfolgerungen der Autoren, die manchmal stark von den Studienergebnissen abweichen und mehr den Glauben als das Wissen der Autoren repräsentieren (Tab. IV). Hierzu gehört z. B. auch der Vergleich mit den Ergebnissen anderer Studien. Als nächstes ist die Verallgemeinerungsfähigkeit und die Übertragbarkeit der Studienergebnisse auf das eigene Patientengut zu überprüfen. Primär gelten Studienergebnisse ja nur für die durch Ein- und Ausschlußkriterien definierten Patientengruppen und die speziellen Studienbedingungen. Und schließlich folgt die Indikation der neuen Therapie im Einzelfall unter Abwägung der therapeutischen Alternativen und mit der Zustimmung der Patientinnen.

An all diesen Punkten kann der Transfer der Studienerkenntnisse in

Tabelle III. Qualität von Publikationen randomisierter Mamma-Ca-Studien [8]

Vorhandene Angaben zu:	93	100%
Randomisierungsmethoden	36	39%
Berechnung des p-Wertes	39	42%
Einsatz von Überlebenskurven	47	51%
Blindtechniken	20	22%
Fallzahl (über 100 pro Gruppe)	18	19%
Patientenaufklärung	9	10%

Tabelle IV. Transfer von Studienergebnissen

– Publikation der Studienergebnisse
– Beurteilung der Studienqualität
– Akzeptanz der Schlußfolgerungen

– Verallgemeinerung auf Routinesituation
– Übertragung auf eigenes Patientengut

– Einsetzbarkeit im Einzelfall
– Abwägung gegen Konkurrenztherapien
– Zustimmung der Patienten

– Vergleich mit historischen Ergebnissen

---

die Praxis scheitern. Haben die Studienergebnisse aber Eingang gefunden, müssen sie anhand eigener historischer Ergebnisse oder denen von Kollegen auf ihre Gültigkeit hin überprüft werden. Hierzu können Tumorverlaufsregister oder Qualitätssicherungsaktivitäten wie in der operativen Gynäkologie oder der Chirurgie die notwendigen Vergleichsinformationen liefern. Erst wenn diese letzte Klippe erfolgreich überstanden ist, sollte auch von einer erfolgreichen Therapiestudie die Rede sein.

Schlußbemerkung

Die Therapieforschung beim Mammakarzinom ist aus meiner Sicht derzeit von einer Diversifikation prognostischer Faktoren, therapeutischer Maßnahmen und Therapieerfolgsmaßen geprägt. Eine Stabilisierung der Forschung dürfte daher unerläßlich sein. Nicht quantitativ mehr klinische Studien werden benötigt, sondern qualitativ bessere. Wie schwer dies zu realisieren ist, zeigen unsere schüchternen Versuche multizentrischer randomisierter Mammakarzinom-Studien in der Bundesrepublik. Aber auch eine multizentrische randomisierte Studie ist kein Allheilmittel, auch sie kann uns Irrwege weisen. Daher ist es besonders wichtig, daß positive Ergebnisse in wiederholten klinischen Studien überprüft und gezielt in der Praxis verifiziert werden, denn nicht jedes statistisch signifikante Ergebnis stimmt auch mit der Wirklichkeit überein.

Zusammenfassung

Die Diversifikation prognostischer Faktoren, therapeutischer Strategien und Erfolgskriterien kompliziert derzeit die Therapieforschung beim Mammakarzinom. Die Konsequenz sind eine Vielzahl meist unvergleichbarer Studien und falsche Therapieentscheidungen. Letztere sind umso häufiger, je größer die Abweichungen von den Standards der Studienplanung sind. Die Umsetzung und damit die Überprüfung der Studienergebnisse in die Praxis läßt oft zu wünschen übrig.

Literatur

1 Anglem, T. J.; Camer, S. J.: Cancer of the breast. (Letter to the Editor.) New Engl. J. Med. *302:* 1258 (1980).

2 Canellos, G. P.; Hellman, S.; Veronesi, U.: The management of early breast cancer. New Engl. J. Med. *306:* 1430–1432 (1982).

3 Chlebowski, R. T.; Weiner, J. M.; Ryden, V. M. J. et al.: Factors influencing the interim interpretation of a breast cancer trial. Contr. Clin. Trials *2:* 123–132 (1981).

4 Henderson, I. C.; Canellos, G. P.: Cancer of the breast – The past decade. New Engl. J. Med. *302:* 17–30 (1980).

5 Hill, A. B.: Statistical evidence and inference; in Hill (ed.), Principles of medical statistics, pp. 309–323 (The Lancet Limited, London 1971).

6 Langlands, A. O.; Gore, S. M.; Kerr, G. M.: Should adjuvant chemotherapy be withheld from any patient with operable breast cancer? Br. med. J. *285:* 680–682 (1982).

7 Lee, K. L.; McNeer, J. F.; Starmer, C. F. et al.: Lessons from a simulated randomized trial in coronary artery disease. Circulation *61:* 508–515 (1980).

8 Mosteller, F.; Gilbert, J. P.; McPeek, B.: Reporting standards and research strategies for controlled trials. Contr. Clin. Trials *1:* 37–58 (1980).

9 National Institutes of Health: Complication of cancer therapy protocol summaries. DHEW 1980, PB80 – 151368.

10 Sacks, H.; Chalmers, T. C.; Smith, H.: Randomized versus historical controls for clinical trials. Am. J. Med. *71:* 233–240 (1982).

Prof. Dr. rer. biol.-hum. H. K. Selbmann, Institut für medizinische Informationsverarbeitung, Statistik und Biomathematik, Marchioninistr. 15, D-8000 München 70 (BRD)

Beitr. Onkol., vol. 22, pp. 131–142 (Karger, Basel 1985)

Welche Fragestellungen müssen bei der operativen Therapie des Mammakarzinoms noch durch Studien abgeklärt werden?

H. Schmidt-Matthiesen

Univ.-Frauenklinik Frankfurt/M., BRD

Vieles, was wir operativ tun, basiert auf Überlieferung, Spekulation, oder auf Daten, die einer statistischen Kontrolle heute nicht mehr standhalten würden. Vieles muß neu überdacht werden. Konventionelle wie auch neue Techniken müssen durch erwiesenen Erfolg gerechtfertigt werden sowie die Gesetzmäßigkeiten des Tumorwachstums und der -ausbreitung berücksichtigen. Und gerade hier ist vieles unklar: So fehlen Informationen über das jeweilige Ausmaß und die Bedeutung des vom Operateur selbst provozierten Einbruchs von Tumorzellen ins Blut [3, 6–9, 23, 29]. Ferner: Wann, bei welchen Merkmalen muß man mit Multizentrizität rechnen? Was bedeutet diese für die erkrankte und die andere, die «gesunde» Brust? Wie ist die Strahlensensibilität dieser okkulten prämalignen und malignen Herde, die relativ häufig sind [1, 17–19, 21, 27, 43]? Kann der Operateur wirklich auf deren Vernichtung durch eine Nachbestrahlung hoffen? Wie weit muß man schließlich, über Tumorgröße und LK-Status hinaus, die zahlreichen sonstigen Individualmerkmale berücksichtigen (s. u.)?

Dies alles sind Grundfragen der Onkologie. Demgegenüber sind die folgenden Fragen mehr praktischer Natur und themenbezogen.

Fragestellung 1:
Hat die Art der diagnostischen Gewebsentnahme Einfluß auf den weiteren Krankheitsverlauf? Muß man die derzeitige Praxis ändern?

Die meist als Diskussions-unwert, als Routinemaßnahme angesehene diagnostische Gewebsentnahme ist in Wirklichkeit problematisch.

Sie soll zunächst aussagekräftig sein. Vor einer Standard- oder Palliativ-Operation wird man nur die Frage der Malignität an sich beantwortet haben wollen. Demgegenüber wird man für die Entscheidung zum eingeschränkt-operativen Vorgehen wesentlich mehr Informationen benötigen, Informationen, die man weder durch einen Schnellschnitt noch durch eine Punktionsbiopsie erhalten kann.

Die Gewebsentnahme soll auch gefahrlos sein! Wo liegt die Gefahr? Vermutlich in der möglichen Provokation eines Einbruchs von Tumorzellen in Blutgefäße [3, 6–9, 23, 29, 30] sowie in einer Kontaminierung der Umgebung [9]. Hier dürften Methode sowie Art des Vorgehens (z. B. sanft oder grob) neben anderen Faktoren [11] von Bedeutung sein [3, 6, 9, 23, 29, 30, 35, 36] und nicht nur das Zeitintervall zwischen Diagnostik und Therapie [7, 30]. Man möchte diesbezüglich folgende Skala ansteigenden Risikos postulieren [9, 35]:

- Punktionszytologie [22, 33]
- Punktionsbiopsie [9, 13]
- Drillbiopsie [14, 15]
- sanfte Exstirpation des Tumors in toto [9, 35]
- grobe Exstirpation in toto
- unvollständige Exstirpation, Anschneiden [7, 29]
- bewußte Inzisionsbiopsie [7, 9, 29]

In prospektiven Studien sollte die Art des diagnostischen Vorgehens innerhalb sonst vergleichbarer Kollektive in Beziehung zum Verlauf gesetzt werden. Die Studie könnte u. a. vielleicht auch die Frage beantworten, ob man vor Standardoperationen auf die vorherige Exstirpation des Tumors zugunsten einer schonenderen Diagnostik verzichten soll.

Parallel zu dieser klinischen Verlaufsstudie sind Direktuntersuchungen an tumorhaltigen Ablatio-Präparaten wünschenswert: Hier wären die verschiedenen «schonenden» diagnostischen Methoden (Punktionszytologie, Punktionsbiopsie, Drillbiopsie) mittels immunhistochemischer Technik auf die mit der Materialentnahme korrespondierende Tumorzellverschleppung innerhalb der Mamma zu prüfen.

Fragestellung 2:
Ist die Tumorgröße wirklich ein ausreichendes Selektionskriterium für eingeschränkt-operative Therapie? Sind andere Merkmale wichtiger?

Die eingeschränkte Operation wird heute beim Stadium T 1 für gerechtfertigt gehalten [31, 38, 41, 42]. Ist dies aber pauschal richtig [36]?

Betrachtet man nur die in diesem Kollektiv von Millimeter zu Millimeter, von Fall zu Fall wechselnden Daten der axillären Streuung und der Multizentrizität [1, 5, 12, 16–19, 21, 27, 34, 36, 40, 43], so wird schon hieran die Inhomogenität des Kollektivs T 1 und das individuell wechselnde Risiko deutlich. Die zumeist benutzten Mittelwerte aus heterogenen Kollektiven verwischen die Unterschiede zusätzlich. So wird man bei bestimmten Karzinomtypen (z. B. Gallertkarzinom) keine oder nur seltene Multizentrizität erwarten müssen, bei anderen um so mehr.

Die Einzelfälle differieren überhaupt hinsichtlich vieler Individualmerkmale: Mitosehäufigkeit, Nukleolengröße, Grading, Zellkohärenz, Nekrosen, Tumorzelleinbruch in Lymphbahnen oder Gefäße, Grenzverhalten, Klassifikation (WHO), Metastasengröße u. a. m. [1, 12, 20, 25, 26, 32, 36].

Im T-1-Kollektiv der eingeschränkt operierten Fälle müssen also Untergruppen gebildet und auf den eventuellen merkmalspezifischen Verlauf überprüft werden. Die Studie wird eventuell zeigen, daß ein eingeschränkt-operatives Vorgehen nicht allein aus der Tumorgröße T 1 zu rechtfertigen ist [36]. Man wird vielmehr das gesamte Spektrum der Individualmerkmale inklusive mammographischer Kriterien und Rezeptorstatus mit heranziehen müssen. Dann werden wir allerdings einer Schwierigkeit der Interpretation und Konsequenz gegenüberstehen: Der Nachweis von offenbar ungünstigen Merkmalen wird nicht ohne weiteres zu der Annahme berechtigen, daß man in diesen Fällen mit einer radikalen Mastektomie mehr als mit der eingeschränkten Operation erreichen würde bzw. erreicht hätte. Diese Frage wäre Gegenstand einer Anschlußstudie.

Fragestellung 3:
Läßt sich aus bestimmten Merkmalen des Primärtumors
(z. B. am Tylektomiepräparat) auf eine gleichzeitige Existenz weiterer,
multizentrischer Herde schließen?

Man sollte an Mastektomiepräparaten untersuchen, ob es Korrelationen zwischen bestimmten Einzelmerkmalen oder Merkmalsgruppen und Multizentrizität gibt. Die Anwesenheit solcher Merkmale könnte später die Indikationsstellung für ein bestimmtes Therapieverfahren beeinflussen. Die genannten Untersuchungen sollten auch mit mammographischen Merkmalen in Beziehung gesetzt werden.

Fragestellung 4:
Ist beim T-1-Kollektiv auch bei axillärem Befall eine eingeschränkte
Therapie zu verantworten?

In der derzeitigen T-1-Studie [31] wird nur bei NO eingeschränkt
operiert. Man muß hier provokativ fragen, warum nicht auch bei N+?
Wird man, bei Befall der Axilla, mit der Ablatio wirklich und in jedem
Fall mehr erreichen? Bei 1–3 positiven LK (Studie 4a), bei 4 und mehr
positiven LK (Studie 4b)? Sicherlich wird man eventuell vorhandene multizentrische Herde entfernen können. War man aber nicht der Auffassung,
diese durch die routinemäßige Nachbestrahlung der Restmamma vernich-
ten zu können? Würde ein eventuelles Mehr an lokaler Sicherheit etwas
an der schicksalhaften Fernmetastasierung ändern?
Die Zahlen *Veronesis* [41, 42] rechtfertigen die Studie 4.

Fragestellung 5:
Ist die Prognose im Vergleich zur primären Mastektomie schlechter,
wenn man, nach zunächst brusterhaltender Therapie, im Falle eines
intramammären Rezidivs sekundär abladiert?

Diese Fragestellung ist äußerst wichtig. Sie könnte die Einwände gegen das eingeschränkte, brusterhaltende Vorgehen, die auf die Multizentrizität und Rezidivgefahr verweisen, entkräften oder bestätigen. Der
Aufbau einer solchen Studie wäre allerdings kompliziert und aufwendig,
wenn man wirklich vergleichbare Kollektive mit radikaler Mastektomie
und eingeschränkter Methode erhalten will.

Fragestellung 6:
Wird man bei stark exzentrisch liegendem Tumor (Abb. 1a)
oder bei hypoplastischer Brust (Abb. 1b) mit einer Ablatio einen
besseren kurativen Effekt als beim eingeschränkt operativen
Vorgehen erreichen können?

Man wird hier davon ausgehen können, daß, zumindest bei extrem
exzentrisch lokalisierten Tumoren, auch bei Ablationes wegen des mini-
malen Sicherheitsabstandes nachbestrahlt wird. Dies würde eine Randomisierung erleichtern.

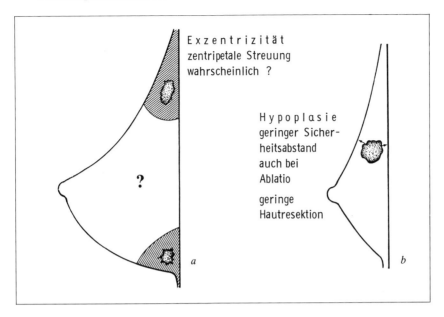

E x z e n t r i z i t ä t
zentripetale Streuung
wahrscheinlich ?

H y p o p l a s i e
geringer Sicher-
heitsabstand
auch bei
Ablatio

geringe
Hautresektion

?

a

b

Abb. 1. a Exzentrisch liegender Tumor; *b* Hypoplastische Brust.

Die aktuelle Frage nach der Indikationsstellung für ein eingeschränktes operatives Vorgehen hat, was in der Diskussion oft vernachlässigt wird, zwei Aspekte:

1) Ist der Befund insgesamt so günstig, daß ein eingeschränktes Vorgehen genügt (übliche Betrachtung)?

2) Oder ist der Befund aufgrund der individuellen Merkmale derart ungünstig einzuschätzen, daß man deshalb auf die Ablatio verzichten kann, weil sie keine kurative Verbesserung bringen würde?

Diese zweite Frage hat man bisher nur mit sehr fortgeschrittenen Tumoren in Verbindung gebracht. Bei besserer Detailkenntnis über die Bedeutung der Einzelmerkmale (s. o.) wird man diese Frage des «palliativen» Vorgehens aber eventuell auch schon bei bestimmten T-1- und T-2-Tumoren aufwerfen müssen.

Fragestellung 7:
Soll bei einem Tumorsitz im oberen seitlichen Quadranten
die radikale Mastektomie in der Axilla begonnen werden?

Bei der Standardoperation beginnen die meisten Operateure medial, mit der Ablösung der Mamma; nur wenige fangen in der Axilla an, was technisch schwieriger ist. Da man nach den Grundsätzen der Tumorchirurgie aber als erstes die Abflußwege des Tumors blockieren sollte [9, 35], stellt sich die Frage, ob man, bei einer schon präoperativ mit schonenden Methoden gesicherten Diagnose (s. Studie 1), bei lateral-oben sitzendem Tumor axillär beginnen sollte. Die Studie wäre im Sinne einer Randomisierung relativ einfach durchzuführen, wenn die notwendige operative Qualifikation gegeben ist.

Fragestellung 8:
Wie intensiv muß die Axilla ausgeräumt werden?
Generell? Im speziellen Einzelfall?

Bisher besteht kein Konsensus in der genannten Frage. Man wird diagnostische, kurative und palliative Aspekte vor dem Hintergrund der jeweils gegebenen individuellen Tatbestände beachten müssen. Im Gegensatz zu dieser individuell ausgerichteten Forderung scheinen aber die meisten Operateure «ihre» Strategie generell zu praktizieren, ohne zu differenzieren. Manche Autoren behaupten, zur Beurteilung der Streuung würden 5 LK genügen, was von der Logik her schwer verständlich ist. In der *Rauschecker*-Studie werden mindestens 6 LK verlangt. *Herrmann* [10] entfernt die palpablen LK, ungeachtet der bekannten Unsicherheit der palpatorischen Beurteilung. Wenn 10 LK karzinomatös befallen sind, sollen adjuvante Maßnahmen aussichtslos sein [28]. Dies bedeutet, daß man schon zur Einzelfallbeurteilung sehr gründlich ausräumen muß. Schließlich möchte man auch dem belastenden axillären Rezidiv vorbeugen, unabhängig von der Kurabilität des Falles. *Veronesi* u. a. gehen deshalb generell recht radikal vor [40–42]. *Urban* glaubt, beim Befall der Axilla durch eine hoch hinaufreichende Lymphonodektomie die 10-Jahres-Überlebensrate um 10–20 % verbessern zu können [40]. Dies bedeutet aber nicht, daß in jedem Fall in gleicher Weise vorgegangen werden muß! Wo ist das Gleichgewicht zwischen Nutzen und Schaden erreicht? Wie soll der Operateur vorgehen, dem z. B. adjuvante Methoden in optimaler Weise zur Verfügung stehen? Muß man nicht individuelle Unterschiede machen, z. B. nach histopathologischen Merkmalen oder aktuellem axillärem Befund?

In einer prospektiven Studie könnte man im Zusammenhang mit einer standardisierten Technik die Zahl der exstirpierten LK innerhalb sonst vergleichbarer Kollektive zur Untergruppenbildung heranziehen und die Verläufe prüfen. Dabei wäre u. a. auch ein LK-Quotient auszuwerten (Zahl der exstirpierten LK dividiert durch die Zahl der befallenen LK). Denn weder die Gesamtzahl noch die Zahl befallener LK ist für sich allein wirklich aussagekräftig, wenn es um vergleichende Untersuchungen geht.

Fragestellung 9 (Anschlußfrage zu 8):
Ermöglicht die Entfernung des Musculus pectoralis minor wirklich
eine vollständigere und, vor allem, eine kurativ effizientere
Lymphonodektomie?

Hier gibt es Widersprüche in der Literatur, sowohl hinsichtlich der Behinderung durch den Muskel als auch hinsichtlich der Notwendigkeit extrem apikaler Ausräumung (s. Studie 7). Eine Studie könnte sich auf die Erfassung der mit und ohne Muskelresektion exstirpierten LK beschränken, da die Frage nach dem kurativen Effekt ausgiebiger Lymphonodektomie schon in der Studie 7 gestellt wurde. Es wird aber notwendig und schwierig sein, nicht nur die Gesamtzahl der LK, sondern die Zahl der oberhalb eines gewissen topographischen Levels entfernten LK zu ermitteln.

Fragestellung 10:
Soll man bei der axillären Lymphonodektomie
möglichst viele Blutgefäße zu erhalten suchen, sofern, nach Sachlage,
mit einer nachfolgenden Strahlentherapie der Axilla
gerechnet werden muß?

Obwohl die Auffassung vertreten wurde, daß die Durchblutung eines eventuell karzinomzellenhaltigen Bereiches für die Effizienz einer Strahlentherapie aus theoretischen Gründen bedeutungslos sei [39], da bei schlechter Durchblutung die Tumorzellen von selbst absterben würden, spricht die klinische Erfahrung dagegen [4] und durchaus für die Wichtigkeit ausreichender Durchblutung als Voraussetzung für die Effizienz der Radiatio. Man kennt die Wirkungslosigkeit der Bestrahlung lokaler Rezidive, wenn diese in einem narbigen oder vorherbestrahlten, indurierten Gebiet entstanden sind. Die Tumorzellen wuchsen trotz der reduzierten Durchblutung. Es wäre in einer randomisierten Studie zu prüfen, ob bei den Fällen, die nachbestrahlt werden sollen (bei ausgedehntem axillärem

Befall oder routinemäßig), die Erhaltung der Gefäße zu besseren Ergebnissen, also höherer axillärer Rezidivfreiheit, führt. Naturgemäß müßten, je nach axillärem Befund, Ergiebigkeit der Ausräumung und histopathologischen sonstigen Merkmalen, Untergruppen gebildet werden.

Fragestellung 11:
Muß man in der Zweitmamma wegen der Gefahr dortiger
okkulter Herde Referenzbiopsien machen?
Generell, oder bei bestimmten histopathologischen,
mammographischen oder sonstigen Individualmerkmalen?

Mit dem Tatbestand der häufigen Multizentrizität rückt die andere Brust ins Blickfeld. Dort muß man mit okkulten Karzinomen sowie Carcinomata in situ rechnen [1, 5, 17, 18]. Welche praktische Bedeutung haben diese Herde? Es fällt auf, daß die angegebenen Häufigkeiten viel höher liegen als die tatsächliche Manifestation eines Karzinoms in der kontralateralen Brust. Gibt es Phasen des Wachstumsstillstandes oder des extrem trägen Wachstums, wie man dies aus dem Tatbestand später Rezidive nach 20–30 Jahren folgern möchte? Sicherlich ja, aber wohl kaum generell. Aber wann, bei welcher Individualkonstellation? Kann man eine kontralaterale Multizentrizität bzw. deren Realisierungstendenz vorhersehen und ihr begegnen?

Was soll der Operateur tun? Die Zahlen ignorieren wie bisher? Oder Referenzbiopsien vornehmen oder gar eine s. c. Mastektomie [2], ähnlich, wie dies aus diagnostischen Gründen bei bestimmten Verdachtsmomenten vorgeschlagen wird [24, 37]? Aber in welchen Fällen? Bei welchen histopathologischen Merkmalen des Primärtumors oder bei welchen mammographischen Texturen in der Restmamma?

Hier ist eine Studie angezeigt, z. B. im Sinne systematischer Referenzbiopsien. Diese hätten teils an geometrisch vorher definierter Stelle zu erfolgen (Studie 10a), teils im Bereiche bestimmter Mammographie-Merkmale (Studie 10b), die von den Mammographiespezialisten zu deklarieren wären.

Als Ergänzung zu diesen klinischen Studien könnten systematische Untersuchungen an jenem kontralateralen Mammagewebe erfolgen, das dann anfällt, wenn anläßlich einer Wiederaufbauplastik eine Reduktion der zweiten Brust erforderlich wird (Studie 10c).

Fragestellung 12:
Wie ist das lokale Rezidiv zu werten?

Wird das Lokalrezidiv durch bestimmte operative Techniken begünstigt, z. B. durch die extreme Skelettierung der Haut, wie behauptet wurde? Was bedeutet das Lokalrezidiv biologisch, prognostisch, therapeutisch? Ist es nur ein als solcher bedeutungsloser, prognostisch aber schwerwiegender Teilbefund allgemeiner Streuung, oder muß man es, solange der diagnostische Gegenbeweis fehlt, als Solitärereignis ansehen? Nur in dem letzteren Fall wären die gelegentlich anfallenden, sehr großen plastischen Eingriffe zu verantworten.

Läßt sich die individuelle Situation anhand einer Merkmalsanalyse wenigstens anhaltsweise aufhellen? Zu dieser Frage zeigen sich erste Ansätze durch die Bewertung des primären LK-Status und des rezidivfreien Intervalls. Eine prospektive Studie müßte aber ein weitaus größeres Merkmalsspektrum einbeziehen. Deshalb sind retrospektive Studien auf diesem Sektor auch nur begrenzt aufschlußreich.

In einer kurzen Darstellung wie der vorliegenden lassen sich nur die offenen Fragen skizzieren. Die Ausarbeitung der Studien wird man speziellen Studiengruppen übertragen müssen. Die angesprochenen Fragen zeigen, daß die Operateure sie nicht allein bearbeiten können, obwohl sich erstere auf operationstechnische Probleme richten. Es wird vielmehr der kooperativen Bemühung von Operateuren, Histopathologen, Röntgenologen und Statistikern bedürfen, um die derzeitigen spekulativen und meist pauschal orientierten Strategien durch verbindliche Erkenntnisse korrigieren zu können und dem entscheidenden Ziele näherzukommen: Das Mammakarzinom auf der Basis individueller Gegebenheiten individuell und damit optimal behandeln zu können, nach dem Grundsatz:

So viel, wie wirklich nötig, und so wenig, wie es ohne Risiko möglich und sinnvoll erscheint.

Zusammenfassung

Vieles in der operativen Therapie des Mammakarzinoms scheint selbstverständlich und *nur so* richtig zu sein. Tatasächlich fehlen für viele Maßnahmen aber die objektiven Rechtfertigungen, wie sie nur durch prospektive Studien zu erhalten sind. Dies betrifft folgende Fragestellungen bzw. Maßnahmen: Art der diagnostischen Gewebsentnahme, Selektionskriterien für eingeschränkte operative Therapie, Einzelmerkmale des Tumors und Multizentrizität, eingeschränkt operative Therapie bei positiver Axilla, sekundäre Ablatio, Therapie bei stark exzentrisch liegenden Karzinomen oder bei extrem hypoplastischer Brust, Operations-beginn in der Axilla, Intensität der axillären Ausräumung, Nutzen der Mitnahme des M.pec-toralis minor, Schonung der axillären Blutgefäße, Referenzbiopsien aus der anderen Mamma?

Literatur

1   Bässler, R.: Pathologie der Brustdrüse. (Springer, Berlin, Heidelberg, New York 1978).

2   Beller, F. K.; Möhlen, K.: Operative Behandlung des Mammakarzinoms. Med. Welt *29:* 77 (1978).

3   Fisher, E. R.; Fisher, B.: Experimental studies of factors influences metastases. Cancer *12:* 926 (1959).

4   Frischbier, H. J.: Persönl. Mitteilung.

5   Gallager, H. S.: An orientation to the concept of minimal breast cancer. Cancer *28:* 1505 (1971).

6   Georgii, A.; Parl, F. F.: Einführung zum Thema Metastasierung. Verh. Dtsch. Krebs-ges. *3:* 317 (Fischer, Stuttgart, New York 1982).

7   Stauch, G.; Georgii, A.: Über den Einfluß von Probeexzisionen wegen Karzinomen der Brustdrüse auf die Lebenserwartung; in Herfarth, Betzler (eds.), Das Mammakar-zinom – Eine interdisziplinäre Situationsanalyse. Beitr. Onkol., vol. 22, pp. 44–54 (Karger, Basel 1985).

8   Grundmann, E.: Die Metastasierung; in Wulf, Schmidt-Matthiesen (eds.), Klinik der Frauenheilkunde und Geburtshilfe, Band Onkologie 1, p. 3 (Urban & Schwarzenberg, München 1984).

9   Hegemann, G.: Allgemeine Tumorchirurgie; in Käser et al. (eds.), Gynäkologie u. Geburtshilfe, Band 3, p. 207 (Thieme, Stuttgart 1972).

10 Herrmann, R. R.: Erfahrungen an der Cleveland-Clinic Ohio. Kongreßber. Valliant Stift., Abstracta endocrino-gynaecologica, Novo, XIV (1983).

11 Hilgard, P.: Tumour metastases and blood coagulation. Verh. Dtsch. Krebsges. *3:* 415. (Fischer, Stuttgart, New York 1982).

12 Hirsch, H. A.: Rundtischgespräch über Diagnostik und Behandlung von Frühfällen des Mammakarzinoms. Geburtsh. Frauenheilk. *37:* 921 (1977).

13 Hoeffken, H.; Rummel, H. H.; Späh, U.: Ambulante Mammabiopsien mit der sog. Histocan-Stanznadel; in Kubli, Fournier (eds.), Neue Konzepte der Diagnostik und Therapie des Mammakarzinoms (Springer, Heidelberg 1984).

14 Hollinger, A.; Makek M.: Histologische Diagnose mit der Bohrbiopsie; in Kubli, Four-nier (eds.), Neue Konzepte der Diagnostik und Therapie des Mammakarzinoms (Springer, Heidelberg 1984).

15 Hohlweg-Majert, P.; Dallenbach-Hellweg, G.; Menges, U.: Der diagnostische Wert der Drillbiopsie. Geburtsh. Frauenheilk. *43:* 501 (1983).

16 Huhn, F. O.: Die axillären Lymphknoten beim Mammakarzinom. Geburtsh. Frauen-heilk. *26:* 164 (1966).

17 Huhn, F. O.; Stock, G.: Zur Frage eingeschränkter sowie begrenzter Behandlungs-
    möglichkeiten von Mammakarzinomen. Geburtsh. Frauenheilk. *37:* 686 (1977).

18 Kalbfleisch, H.; Thomas, C.: Histologische Studien über die Multizentrizität des Mam-
    makarzinoms durch Großflächenschnitte. Kongreßber. Valliant-Stiftung., Abstracta
    endocrino-gynaecologica, Novo *XIV:* 31 (1983).

19 Kappelmann, W.; Hickl, E. H.; Karius, I.; Stegner, H. E.: Zur Frage der Beteiligung
    der Mamille beim Mammakarzinom. Geburtsh. Frauenheilk. *43:* 30 (1983).

20 Kaufmann, M.; Klinga, K.: Mögliche prognostische Kriterien zur Therapieverbesse-
    rung beim prim. Mammakarzinom. Geburtsh. Frauenheilk. *42:* 501 (1982).

21 Kochem, H. G.; Schlemmer, C. N.; Hirche, H.: Zur Bedeutung der Mamille beim
    Brustdrüsenkrebs. Geburtsh. Frauenheilk. *40:* 32 (1980).

22 Kreuzer, G.; Boquoi, E.: Zytologie der weiblichen Brustdrüse. (Thieme, Stuttgart
    1981).

23 Krokowski, E.: Kurative Krebsbekämpfung. Diagn. *10:* 112 (1977).

24 Kubli, F.; Lorenz, U.: Die subkutane Mastektomie; in Frischbier (ed.), Die Erkran-
    kungen der weiblichen Brustdrüse, p. 190 (Thieme, Stuttgart 1982).

25 Kühn, W.; Fournier, D. von: Korrelation morphol. Kriterien mit der Wachstumsge-
    schwindigkeit beim Mammakarzinom. Geburtsh. Frauenheilk. (Sonderheft) *43:* 24
    (1983).

26 Millis, R. R.: Histopathologische progn. Faktoren beim Mammakarzinom; in Kubli,
    Nagel et al. (eds.), Neue Wege der Brustkrebsbehandlung. Aktuelle Onkologie 8, p. 79
    (Zuckschwerdt, München, Bern, Wien 1983).

27 Müller, A.; Tschahargane, C.; Kubli, F.: Subkutane Mastektomie. Bedeutung der
    histopathologischen Aufarbeitungstechnik. Dt. med. Wschr. *109:* 50 (1984).

28 Nagel, G. A.; Wander, H.-E.; Holtkamp, W.: Prognosefaktoren beim Mammakarzi-
    nom; in Herfarth, Betzler (eds.), Das Mammakarzinom – Eine interdisziplinäre Situa-
    tionsanalyse. Beitr. Onkol., vol. 22, pp. 19–43 (Karger, Basel 1985).

29 Pierce, E. A.; Clagett, D. T. et al.: Biopsy of the breast followed radical mastectomy.
    Surgery Gynec. Obstet. *103:* 559 (1956).

30 Prechtel, K.; Hallbauer, M.: Ein Beitrag zur Prognose des Mammakarzinoms nach
    zweizeitigem Operationsverfahren. Geburtsh. Frauenheilk. *39:* 187 (1979).

31 Rauschecker, H.: Das kleine Mammakarzinom. Bundesdeutsche Therapiestudie
    (1983).

32 Schnürch, H.; Bender, H.: Prognosekriterien für Mammakarzinompatientinnen. (In
    Vorbereitung).

33 Schöndorf, H.: Aspirationszytologie der Brustdrüse. (Schattauer, Stuttgart 1977).

34 Schmidt-Matthiesen, H.: Die operative Therapie des Mammakarzinoms. Kongreßband
    28. Tag. Dtsch. Ges. Hämatol. u. Onkologie 1983. (Springer, Heidelberg 1984).

35 Schmidt-Matthiesen, H.: Allgemeine Prinzipien der operativen Tumortherapie; in
    Wulf, Schmidt-Matthiesen (eds.), Klinik der Frauenheilk. u. Geburtshilfe, Band Onko-
    logie 1, p. 245 (Urban u. Schwarzenberg, München 1984).

36 Schmidt-Matthiesen, H.; Bastert, G.: Gynäkologische Onkologie (2. Aufl.) (Schattau-
    er, Stuttgart 1984).

37 Stegner, H. E.: Indikationen zur s. c. Mastektomie. Arch. Gynaek. *224:* 302 (1977).

38 Thomsen, K.: Möglichkeiten und Grenzen brusterhaltender Behandlung des Krebses.
    Arch. Gynaek. *219:* 99 (1975).

39   Trott, K. R.: Strahlentherapieresistenz beim Mammakarzinom; in Herfarth, Betzler (eds.), Das Mammakarzinom – Eine interdisziplinäre Situationsanalyse. Beitr. Onkol., vol. 22, pp. 112–120 (Karger, Basel 1985).

40   Urban, J. A.: Erfahrungen am Memorial Sloan-Kettering Cancer Center, New York. In Kongreßber. Valliant-Stiftung, Abstracta endocrino-gynaecologica, Novo *XIV:* 53 (1983).

41   Veronesi, U.; Costa, A.; Grandi, C.: Surgical treatment of primary breast cancer. Schweiz. med. Wschr. *107:* 1987 (1977).

42   Veronesi, U.: Das kleine Mammakarzinom; in Frischbier (ed.), Die Erkrankungen der weiblichen Brustdrüse, p. 188 (Thieme, Stuttgart 1982).

43   Zippel, H. H.; Citoler, P.: Häufigkeit des lokal begrenzten Wachstums von Mammakarzinomen. Dt. med. Wschr. *101:* 484 (1976).

Prof. Dr. med. H. Schmidt-Matthiesen, Dir. der Univ.-Frauenklinik, Theodor-Stern-Kai 7, D-6000 Frankfurt/Main 70 (BRD)